U0002028

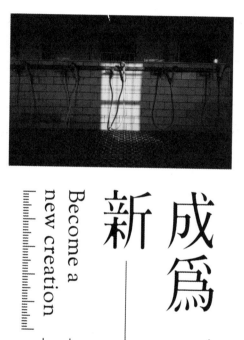

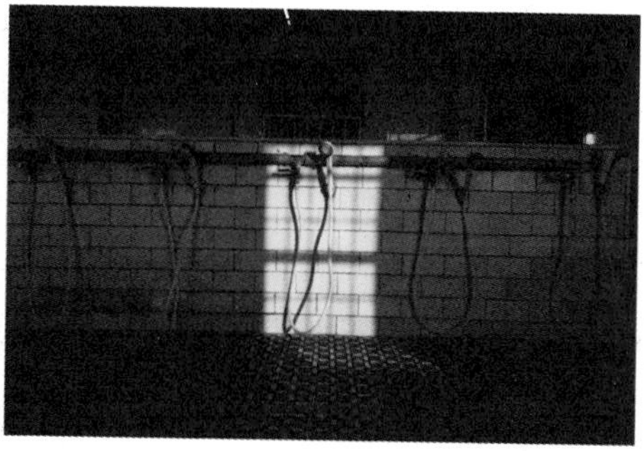

成爲一個新人

Become a new creation

目次

第一部
主體的幽微聲音

第二部
理解之艱難

第三部
排除或接納

推薦序　看見試圖理解的可能

◎吳念真（導演）

到了一個年紀，身體狀況百出。

四、五年前摔倒造成顱內出血，住進加護病房；最近又不小心摔了一次，脊椎有三節輕微骨裂；牙痛好幾年都沒好好處理，終於去看牙醫，一口氣被拔掉四顆，現在吃東西都要戴假牙，準備植牙……身體零件用了六十八年，平常又不注意不保養，壞掉很正常，我不覺得有什麼大不了，面對就好。

現在科技進步、醫藥發達，醫師幫忙解決後，就真的問題不大，即便早期被視為「絕症」的各種癌，現在許多都能以慢性病的方式與它共處。

但精神疾病似乎就不一樣，總覺得它大概是一般人理解最少，整個治療的進展也比較緩慢的一種疾病。

這本書從各個層面切入，談的就是整個社會與它的關係，閱讀的同時卻也讓我想起自己和精神疾病之間一段很特別的淵源。

・年輕時，我曾是精神醫療小螺絲釘

我當兵退伍後的第一份工作，就是到創立不久的臺北市立療養院（簡稱市療，現在的聯合醫院松德院區）上班，從一九七六年到一九八〇年，一開始是在住院室後來調到圖書室，我和太太就是在那裡認識的，當時她是那裡的護士。

當時醫院的所在非常偏僻，讓人有一種精神病院就要離一般人越遠越好的感覺。最近的公車站在三張犁和五分埔，下車後還得走二、三十分鐘的山路才能到，所以醫院每天得用小巴士接駁，分批把我們載上山。

創院的院長是葉英堃先生，他和陳珠璋先生、林憲先生等都算是臺灣精神醫學的第一代專業醫者。

在那個對精神病充滿恐懼與排斥的年代，許多病患都被禁錮在空間狹窄、衛生條件也不好的私人精神病院裡，有的甚至還被鎖在家裡十幾年。

葉英堃先生把市療打造成一個現代化，且開放式的環境，所有醫護人員充滿熱誠，努力讓病患獲得更好的治療與照護，那個地方就像一個小家庭，是我人生中無論在學習或認知上都非常豐富的一段日子。

想起當年那些年輕醫師投入的熱忱，真的會很感動。那時候常有家人無法照顧的病人走失或被家人有意地放逐到外頭，警察發現後，就以「路倒病人」的方式送到私人精神病院去，那些病院再憑人數跟公家單位申請經費。

收容一旦成了「業務」，加上家屬又藉故不認領，於是病人就長期被禁錮在那裡，有沒有確定診斷和接受治療都是問題。

市療的年輕醫師們好像很早就知道這種狀況，所以等病房足夠、人員齊備之後，就建議市政府讓他們到那些私人醫院中去鑑定，找到某些非長期性的病患，然後整批轉到市療接受治療。

記得這批病人很多都是沒有名字的，只能用「不詳男」、「不詳女」加上編號替代，這樣的稱號和社工後來陸續調查出來的病史和他們的家庭和環境狀況，對當時還年輕的自己衝擊很大。

當然更感動的是那些年輕醫師的主動和無私。

記得有一次，一個醫師跑到住院室跟我說，有個住在南方澳的貧民病患因為補助公文還沒下來，照規定必須出院，但又沒錢買藥，醫師怕病患斷藥，所以跟我商量說：能不能把那些藥分別分配在幾個公保的病人名下，讓家屬帶回去？

這個醫師想的好像只有怎麼做能對病患最好？卻完全沒想過我跟他當下都成了偽造文書的共犯。

但最有意思的就是被調到圖書室之後，開始接觸到某些全新的知識領域。

那時候葉院長和醫生們會開書單和必要的期刊，由我負責聯絡書商購入。書來了之後，我根本不懂怎麼做專業分類，只好用「吳氏編目法」自己弄，心理的、精神病學的、神經學或藥學，因為要分類，所以每一本新書至少都要翻一翻，期刊也一樣，到現在都還記得那時候的雜誌架上的《美國精神病學雜誌》（The American Journal of Psychiatry）、《The Lancet》、《JAMA》……等等，通常也都會稍微看一下再上架，因為葉院長偶而會打電話到圖書室要我找資料，比如：你給我找找跟 lithium（鋰鹽）有關的文章，越多越好！我就期刊、書籍盡可能地都翻一遍，雖然是囫圇吞棗，但現在想想其實也是一種學習。

葉院長那時還在臺大醫學院和臺北醫學院當教授，偶而會把學生的考卷拿過來，要我幫他改選擇題的部分，有時候好玩，就把考卷拿來自己寫寫看，試題都是英文，什麼 schizophrenia（精神分裂，後改稱思覺失調）的某些判斷是什麼？depression（抑鬱）早中晚哪個時段比較不舒服？諸如此類的，然後對照正式答案看看自己是猜對還是猜錯，好像自己也在在上課！

．從病患的故事中，感到生命的遺憾

當時市療每個禮拜五下午都有一個 case conferance（個案討論會），包括醫護、社工、藥學、職能治療師等等所有人一起開會，院長主持，而開會前針對某個特定個案，所有資料都要全部打印出來。

資料內容由實習或住院醫生負責整理撰寫，早期沒有電腦，要用英打機打在藍色蠟紙上，錯了還要用修正液修補後改正，但他們會英文打字的沒幾個，都用一個指頭一個鍵一個鍵敲，有時候時間實在太緊迫了，我就主動幫他們打，沒想到後來竟然就變成我的工作。

各科室整理出來的資料非常詳盡，包括病史、家族史、社工訪談經過、住院到現在的各種狀況、護理觀察，還有職能治療的建議等等，每次打完都覺得好像看完一個人的生命故事。

那時候最常看到的情形是，病人發病後，家人就帶去求神問卜，被神棍和密醫誆騙的一大堆，當然也會看到很多令人痛心的秘密，比如病患被近親性侵，爸爸、叔叔、舅舅都有關係，有時候打字打到最後都會想哭。

記得有一次是聽社工敘述一個病人的資料，說她什麼時候從家裡出來，什麼時候被一個老兵撿去同居，然後多久之後又跑掉，曾經去工廠上班，沒待沒多久又失蹤……過程裡發現有八個月的時間幾乎沒有人知道她人在哪裡，也問不出來！

這對當時二十幾歲的我來說，非常感慨，覺得怎麼會有一個人的生命歷程有八個月是不見的？已經接近七十歲的現在，當然知道人生的確會有很多空白，比如自然遺忘或蓄意遺忘的，但當時覺得很難受，就是想不通怎麼會這樣啊？怎麼會？

有天晚上我就寫了一篇小說〈不詳女一二二〉，副刊登出來之後葉院長把我叫到辦公室，問說你是不是根據病人的資料寫的？我說都是虛構的，只有「八個月遺失的生命」的確是一個病人的經歷。

記得他用很嚴肅的口吻跟我說：「你是在這個地方工作的，醫師和所有工作人員的義務，就是要保守所有病人的秘密，你要跟我保證，為了避嫌，你以後不會再寫任何跟精神病患有關的事。」我說：「好！我知道。」

此後我就再也沒有引用任何曾經接觸過的病患資料，雖然很多個案都是血淚斑斑的人生故事。

當時這些精神科醫師經常討論的已經不單是病患治療的問題了，而是該如何告訴社會大眾精神疾病既不可怕、也不可恥，當然也不可能像感冒發燒吃藥打針就能痊癒，有時候甚至必需有長期共存的準備，一旦能控制到一種穩定狀態，就應該盡量讓病患回歸家庭、回歸社會，一起生活、甚至一起工作。

理想如此，但說服很難。

家屬拒絕病患出院而和醫護人員爭論的場面經常發生，理由都是：他還沒好啊！他以前不是這個樣子的啊！他講話跟思考能力都還沒回到正常啊……

記得葉院長那時候一直強調要弄一個 Halfway House（中途之家），讓病友回到社區，所以就在木柵安康社區開辦「復旦之家」，可是後來好像也不太順利，主要原因就來自社區和鄰居的反對。

這本書的第三章就有記錄關於社區融合的問題，很感嘆當年他們曾經的努力，竟然到現在都還沒有辦法完全落實，可見這個已然現代化的社會中，多數的人對精神疾病的觀念和認知好像都還停留在「開發中」甚至「未開發」的狀態。

所以，有時候我們說要「去汙名化」，嘴巴講很容易，但一直覺得當人們存在的觀念和認知都還無法改變的時候，去汙名化不是講一講就能解決的，就算媒體廣告播上幾年也不會有人關注，因為不願面對所以不想瞭解、不瞭解所以恐懼，因為恐懼所以不敢靠近，不敢靠近所以不瞭解，不瞭解所以恐懼……原地打轉、循環不已。

・當我自己得病了

只是從沒想過的是，有一天自己也陷入憂鬱症的困境中，而幸運的是或許自己曾經有過那段工作經歷，所以某些記憶裡的認知讓自己有 insight（病識感），所以知道自己無能為力的地方在哪裡，知道找醫生，不能讓自己再往下墜落，知道無論如何都要嘗試著把自己從谷底拉起來。

我跟朋友形容說，自己最不舒服的時候是整個人和腦袋都好像困在一個地下的囚房，陰暗、潮濕、冰冷，看不到光線，掙脫不開，但因為工作關係，天天還得背著這樣的狀態去面對人、面對工作，於是更加孤單、疲憊、絕望，巴不得不用面對人、面對工作、睡不著卻又不想起來，不想面對新的一天，因為覺得每天都只不過是痛苦的重複，既然如此，生命又有什麼期待？什麼意義？

當有一天發現自己真的再也無法承擔這樣的痛苦，極度負面的念頭不時閃現時，本能地就打電話向醫生朋友求救了。

就因為待過市療，所以認識好多專業醫生，記得有一次還有兩個醫生一起在咖啡廳幫我「會診」，討論該讓我吃什麼藥，以及我該如何改變工作和生活狀態。

不過最困擾的是，當你不經意地跟別人提起自己那種不舒服的狀態時，經常得到的反應是：

像你這樣的人怎麼可能會憂鬱啊？

你是為賦新詞強說愁吧？

你要有正向思考啊！某師父曾經說 XXXXX……（然後寄來一堆某師父的書，三天兩頭打電話問我讀了沒有？）

你要壯大起來啊！壯大就能克服一切！

……

這些或許善意的言語，其實對憂鬱症的患者來說不但不是幫忙，反而會讓他們更煩躁、更絕望，甚至是壓垮他們的最後一根稻草。

有一次我實在受不了一個傢伙自以為是地跟我嘮叨了一個多小時，最後我只好打斷他，跟他說：「我看過一本書，裡頭說憂鬱症的病因很多，其中有一項是『壓抑的憤怒』，你知道嗎？這一個多小時……我就是處於這種狀態！」

「人們常用自己有限的認知和想法，去猜測、去議論、甚至去評斷許多他根本不理解的事。」這是我在某個舞台劇本裡頭寫過的一句對白的擴張版，而一直以來，我覺得精神疾病所面對的好像一直就是這樣的社會環境。

幾年前，曾經是市療「同事」的陳永興醫師有一天忽然打電話給我，說：「欽仔，你要不做一件事，我們找幾個病友和家屬和你一起，拍一個親身經歷的影片，做成ＤＶＤ送人家，讓大家能多理解一點憂鬱症，可以嗎？」

我說好啊，畢竟自己也是病友之一啊！

拍攝和剪接過程其實自己反而獲益良多，因為幾個病友和家屬所提到的病況、遭遇和面對的過程不僅讓自己覺得並不孤單，甚至得到更多的見識和面對的方法。

沒想到ＤＶＤ開始提供之後效果很好，後來好像又加印了好幾次，幾年來陸續接到很多人的來信，說很感謝我們的分享，而這些人最常提到的類似的話是：一直覺得自己無法被理解，找不到願意聆聽的人，常想一死了之，但看到ＤＶＤ之後發現，原來吳念真也跟我一樣啊！他都願意、都敢去看醫生了，我幹麼害怕？幹麼覺得丟臉？

直到幾個星期前，一個音樂劇的觀眾在問卷的留言欄裡都還這樣跟我說。

其實這本書所提供的正是一種讓人們可以試圖去理解精神疾病的途徑，既廣泛又專業。精神疾病患者的處境，經常是行為和思考上都已經發出信號了，但旁人甚至連他自己卻都不知道那就是警訊，而一旦狀況發生了，周遭的人不是驚慌失措、恐懼逃避，就是胡亂猜測病因，甚至尋找「加害者」，而真正需要得到治療的病人卻反而被漠視、輕視甚至被孤立、被遺棄，而身旁的家人或照顧者更陷入無助、混亂的生活狀態中。

這本書最大的用意或許就是幫助我們去理解精神疾病吧，一切就從理解開始，但願能因為理解所以就可以不恐懼，不恐懼所以願意接近，願意接近就會有解決以及共存、共處的可能和方法。

推薦序　返校

◎陳嘉新（國立陽明大學科技與社會研究所副教授兼所長、精神科醫師）

踏入學界之前，我當過十年的精神科醫師。我在醫學中心受訓四年，接受精神科急性病房、兒童青少年精神醫學、個別心理治療與司法精神醫學的訓練，然後到私立精神醫療院所服務又四年，接觸了成癮治療、慢性精神病患照護與社區復健業務。取得社會學博士學位之後，我到了區域級綜合醫院，處理門診治療、病房照會，也一度管理日間留院，並督導自殺防治業務，跟地方政府的衛生局合作處理社區精神病人。精神醫療系統的各式機構與議題，我大概都有一點涉獵。

踏入學界之後，我不再執業，不過對於當前臺灣精神醫療的議題與處境，我還是盡量試著了解。也許是沒有了日夜浸淫的貼身感，或許是多了學術訓練的視野，我開始可以保持距離看待自己所由出的專業與其環境，並且在這樣的凝視中注意到了過往不曾體會的事情。這不表示我佔據了某種知性或者道德的據高點，畢竟批評並不是為了顯示自己高人一等，而是希望對自己也是對他者都能有更深沉的了解與同理。

王國維曾經說：「偶開天眼覷紅塵，可憐身是眼中人。」但在我看來，精神醫療的體驗與社會科學的訓練就算開了天眼，也不是為了某種自憐式的感慨（畢竟王國維也就這樣投池死了），而更是理解自我所處的結構性與能動性，並且依此理解發展出行動與改變的可能。

書寫只要能夠帶來改變，文字也是一種行動。

作為精神醫學的逃學生，我看到子午這本新書，便不免有這種深切的期許。子午對於精神醫療與當代社會的議題，著墨甚深。這本書集結了他過去數年的報導，範圍涵蓋了精神疾病者的主體觀點、龍發堂的爭議、自殺防治的困局、社區關懷員的處境、精神病人的暴力問題。可以說近年精神醫療與臺灣社會的關注點與衝突點，在這本書中都可以看到。

他的書寫，看似以報導的形式確認了某種解讀這些事件（小燈泡事件）、機構（龍發堂）或人物（林奕含）的方式，但他並不是躲在文字後面做個獨斷的定義者，而是保有這些人事物的開放性，讓這些故事對讀者比著邀請的手勢，讓他們進入並開始對話。

我一開始不清楚為何要這樣書寫，但從子午的後記，我才看到原來他是個社會學家 Arthur Frank[1]口中那個受傷的說故事者（wounded storyteller），這使得他描繪筆觸與故事軸線的選擇更有意思。這本書的故事中每個都是受傷的人，而每個故事都是受傷的人的生命敘

1 加拿大卡爾加里（Calgary）大學社會學系榮譽退休教授，代表著作《受傷的說故事者：身體、疾病與倫理》（The Wounded Storyteller: Body, Illness, and Ethics）。

事。

讀故事的人如我，或是冷靜地比對著過往的臨床經驗，思索著當中展現的人類處境（human condition），或是惶惑地體驗著像是返校的心情，重訪著那些不知道是已經忘記，還是不願意記起的人事物。讀者也有自己的傷口需要舔舐。

導言　為社會傷口進行深層的清創

——從精神疾病的痛點，尋找文明蛻變的出口

◎楊惠君（《報導者》副總編輯）

二〇一六年三月二十八日正午，天真無瑕的四歲小女孩在光天化日下遭持刀者砍殺，就在母親身旁斷氣，生命才冒芽，即遭無以名狀之禍強輾而過，最巨大的悲劇與最恐怖的犯罪緊密嵌合，恐懼與憤怒拉起的銳利拒馬，將無可理解之惡徹底隔絕的心靈防衛機制，讓悲劇背後巨大陰影的焦距變得模糊。

二〇一六年四月初，身著純潔白紗的女孩，在自己的婚禮上陳述：「如果今天婚禮我可以成為一個『新人』，我想要成為一個對他人痛苦有更多想像力的人……我想要成為可以實質上幫助精神病去汙名化的人。」一年後，成為文壇矚目新星的女孩選擇結束繼續「新生」之路，戛然終止生命一切的可能。隨之撲天蓋地的八卦議論，衝毀眾人對女孩與生命拔河「痛苦本質」的深度想像。

二〇一八年五月，思覺失調症的男子持刀闖向妹妹工作的牙科診所，刀刃令三人濺血，

牙醫師的妻子一夕間成未亡人。驅動持刀者把扭曲的現實感轉成兇行，是來自疾病的妄想？還是殘暴的本性？半年後的法庭攻防現場上，司法與精神醫學，受害家屬與加害者家屬，四方艱難的對話，呈現精神疾病無論在專業認知及大眾理解，難以接合的落差。

時光再往前倒轉五十年，四處縱火燒草寮的失魂者進入廟堂，自此一條條「感情鍊」栓起成千上百無可理解與接納的靈魂，社會集體的不安與無助是沉重的鎖鍊，拉起正常／失常的安全感界線，鐵鍊裡的堂眾傷痕纍纍、伴隨一句句的「阿彌陀佛」。五十年後鎖鍊解開，進入現代醫療乾淨的病房，仍是對自身人權啞口的無聲之人。

精神疾病長年來被汙名化、危險化的處遇，是科學與人文推進的文明擦痕。對於精神疾病認知的種種矛盾與混亂，來自病人行為異常的表現、進而使人失去對其疾病之苦的理解，最終被冠上危險之名，甚至而讓病與罪畫上等號。致使病人、家屬，不敢不願不想坦然面對疾病，於是疾病的殺傷力如雪球般滾動。

人們往往沒能看見，一切傷害的起始點，源自於「正常」與「異常」的切分點。更未能正視與面對，精神疾病不是「潔身自好」、「幸福美滿」或「努力正向」即可獲得終身免疫的保障，沒有誰，可以確保自己永遠在「正常」這一邊。

小燈泡、林奕含、龍發堂……，每一個曾是群眾熱搜的名字與事件背後，都是一道被生命陰影畫破的社會傷口，而更多不被看見的名字，也在這樣的隱傷中與生命痛苦地拔河。

三年多來，《報導者》資深記者張子午，不願讓這些幽微的生命個體，只成為社會案件中引人入勝的「情節」；不忍過往遭非人道拘禁患者的手段，只以一句「歷史共業」結案。子午從疾病個體、社會案件到理解接納，以五十年的臺灣社會演變維度、從精神疾病根本論述起手，持續不輟以數萬字報導，以及攝影主任余志偉、攝影伙伴曾原信、吳逸驊一張張以受攝主角為本體思考的影像畫面，都是企圖讓「人」與「病」與「罪」，拉開討論與思考的空間，創造社會理解與對話的各種可能。

精神疾病是心病？是腦病？是社會性疾病？控制它最佳的方法，是藥物治療？諮商支持？社區網絡？對於精神疾病的科學與社會制度上的認知與探索，仍不斷在演進與思辯之中。但無比確信的是，只有先一一撕下標籤，才能找出一個「通往更好的世界」之路徑；理解何謂精神疾病與我們看待精神疾病的態度，便是理解文明走向的指針。

精神疾病是所有疾病宣導、社會倡議最艱困的一塊。《報導者》身為臺灣非營利媒體，我們確信必須耕耘的不僅僅是「報導」與「議題」，還有背後對臺灣社會更深的責任與期待，在社會與人心最暗的角落升一把火，讓星火燎原，將歧見與誤解樹立的障礙、制度與體系的不完美，被看見、理解及改變。

在「財團法人報導者文化基金會」第一屆董事長翁秀琪、第二屆董事長黃榮村及所有董監事的支持下，《報導者》創辦人何榮幸、總編輯李雪莉及每一名同事共同的協作及努力，四年多來我們持續「升火」，將深度報導、調查採訪結集成書，已出版《血淚漁場》、《廢墟少年》、《煙囪之島》及這本《成為一個新人——我們與精神疾病的距離》。而這一切，沒有童子賢先生與所有天使捐款者，我們一切的想法與理念，沒有實踐的機會。

《成為一個新人——我們與精神疾病的距離》的出版，誠摯感謝願意與我們分享人生傷痕、曾在長夜痛哭的所有受訪者，包括以病友、倖存者遺族及代言人三重身分的吳念真導演在推薦序中，坦露極為撫癒人心的私密心緒：「不快樂的人，不是一種罪過。」還有精神科醫學會、台灣社會心理復健協會、中華民國康復之友聯盟等長年守護心理衛生的工作者，承擔過量工作的第一線社工、省思挑戰科學識能的專業人員，他們都是社會最珍貴的火種。

這本書，從台灣精神疾病事件的傷口進入，一層層剝開醫療、科學脈絡下的盲點及社會體制與照護能量的缺陷，從個體探照環境的障礙，也由環境關照個體存在的困境，它不單是一本期望讓人「理解」精神疾病形成與病家無助的書，更嘗試開墾出一條理解我們自身該如何形塑世界的路徑。

你一定會在裡面，看見自己的影子——書中那些人的傷與痛，或許自己也曾經歷過？又或者，也曾在不自覺之中，成了別人傷口的加壓者？成為一個具有自我療癒能力、包容他人痛苦能量的「新人」，而成就比昨天更少一點遺憾的世界，是這本書的初衷、也是想與大家一起前進的方向。

第一部　主體的幽微聲音

第二部　理解之艱難

第三部　排除或接納

精神疾病在「正常」社會中長期以來是一種可疑的存在，總是不停被「代言」。然而當主體現身，我們真的已經準備好要傾聽那發自內在的騷動與呼求了嗎？正常／異常的界線，又是由誰來定義的？

主體的幽微聲音，讓我們能將微觀的個人生命經驗，重新放置在巨觀的社會脈絡中，藉此明白疾病的意義。

關鍵字

主體經驗

診斷標準

社會汙名

自殺者遺族

一 與精神疾病共存的人生

．當我們討論精神疾病，我們討論的是什麼？

光是疾病名稱，就分成數種表現不同的類型：憂鬱症、躁鬱症（後更名為雙極性情感疾患）、精神分裂症（後更名為思覺失調症），而這些只是目前的精神醫療主要依據——《精神疾病診斷暨統計手冊》（Diagnostic and Statistical Manual of Mental Disorders，簡稱ＤＳＭ）不斷擴張的上百種症狀中，較為人所知的一小部分。

從最聰慧敏感的心靈到最兇殘冷血的暴行，這個疾病可以是藝術的繆思，也可以是對社會的詛咒，擺盪在兩種極端中間，則是每日平凡生活中不足為外人道的受苦經驗，社會大眾則各自從不同的認知及想像投射出充滿歧異的概念。

站在不同位置，會有相異甚至矛盾的答案。

對精神科醫師而言，它是大腦分泌與神經傳導功能失調的生理疾病，可藉由藥物控制；

許多名人患上此疾，包括畫家梵谷、德國作曲家舒曼、英國女作家吳爾芙、美國作家海明威、日本當代藝術家草間彌生等，又使其蒙上一層浪漫的傳奇色彩；在社工或其他的助人工作者眼裡，這是一群汙名化嚴重，隱藏在社會角落需要被幫助的弱勢族群；對於家屬而言，則是生活中難以承受之重，家族裡不方便說的秘密；大眾透過主流媒體建構出的印象，則往往停留在「不定時炸彈」或重大社會事件後「免死金牌」的負面標籤。

當「我們」沒有共同的基礎，圍困在各自不一致的前提，終究難以找到適切的語言，談論什麼是精神疾病。

而那失落的話語，或許就埋藏在不常為人所聽見，「他們」的聲音中。

二〇一六年十月，尚未出書的林奕含接受我的採訪，那也是彼時並無太多人認識的她，首度公開發聲。

・成為一個新人

「如果今天婚禮我可以成為一個『新人』，我想要成為一個什麼樣的人？我想要成為一個對他人痛苦有更多想像力的人，我想成為可以跟那些恨不得得精神病的孩子說『這種願望不對』的那種人，我想要成為可以讓無論有錢或沒有錢的人都毫無顧忌去看病的那種人，我想要成為可以實質上幫助精神病去汙名化的人。」

身著純潔白紗，女孩手握麥克風，一字一句清晰地說著，略顯激動地，左手時而揮舞寫滿大綱的紙條。在這個為台上新人祝福的大喜之日，沒有浪漫 MV 或歡樂的娛興節目，新娘以精神病患的身份，描述多年來自己身上的痛苦與汙名後，以此為結語。

背景音樂與杯盤聲中，空氣漸轉凝結。

鏡頭帶到主桌，母親強自鎮定的微笑僵成一直線，父親臉頰肌肉收縮刻出一道道紋路，賓客坐立難安地顧盼，這些各領域事業有成的老闆、醫生、律師、貴婦，半張著嘴或垮下臉，有的摘下金邊眼鏡拭淚，不知所措。

二〇一六年四月初，這段放在 YouTube 的二十分鐘婚禮致詞影片被媒體擷取，做成即時新聞在網路上流傳，在不到一天的時間內旋即消失，只剩標題「怪醫千金訂婚致詞驚爆輝煌過去的秘辛」；而更早之前，當她是臺南女中唯一學測滿級分那年，也曾被全國版記者大肆渲染，封為「最漂亮的滿級分寶貝」。

如今盡皆是網海裡的殘跡。

‧上臺北看病，汙名化的核心

「我似乎曾經是一個很快樂的人嗎？真的忘記以前是怎麼漂亮、聰明，受到大家矚目的樣子了。」

影片下架半年後，林奕含談起發病前的日子，陌生得彷彿像未曾造訪的異國。以前資優班同學三分之二就讀醫學系，經歷的一個個不同階段，她則熟悉得像某種素未謀面故鄉：大一聖誕舞會、大三大體老師、大四畢業典禮、大五進醫院實習、大七授袍典禮……

「每天至少有兩三次，不用看臉書，就強迫似地想著他們的人生，辦營隊在舞台上講黃色笑話、系隊打球、討論去當替代役的同班男友……就算再簡單的事情，我也很想經歷。那是我應該要去的地方，本來的歸屬，可是因為我的病，沒辦法抵達。」

在稀薄的回憶和無法抵達的未來之間，一個精神疾病患者，在現實的隙縫中充斥的日常是：不眠、惡夢、解離、幻聽、抽搐、自殺、住院、藥物……

「很多年不知道怎麼過的，禮拜一的時候跟自己說明天是禮拜二，一天天挨過去，到禮拜四告訴自己明天就可以看到醫生，我就可以活過來。」

林奕含計算日子的方式以星期五為基點循環，如同儀式一般地回診、拿藥，把所有說不出、無人聽的事情都講出來，除此之外，還有每週二的心理治療。儘管從高二的十六歲起，到如今快二十六歲，皆固定到精神科接受診療，醫生卻一直沒有給她明確的病名。

「醫生知道我很喜歡把東西往自己身上貼、知道我會很執著於這個標籤，因此多年來都沒有明確說我得了哪一種精神病，只是若有似無地提到重鬱症、Bipolar（躁鬱症）、PTSD（創傷後壓力症候群）……」

當醫師面對個案努力去除標籤化的處境時，外在社會加諸的話語與眼光，卻令此一疾病躲也躲不開，愈加內化與患者成為一體：得了這個病，是一個丟臉的事，最好不要讓別人知道。因此高中時，她必須每週兩次從臺南花一整天的時間搭高鐵上臺北，導致缺課太多，差點畢不了業，只剩國中學歷。

「『上臺北』這三個字，就接近所謂精神病汙名化的核心。我是臺南人，在故鄉生病，為什麼每一個長輩都告訴我，要去一個沒有人認識我的地方治療我的疾病？」

滿級分的她，仍上了醫學系，卻唸了兩個禮拜就休學，後來重考上政大中文系，第三年因病情發作再度休學。訪談前一天，剛好到了兩年的復學期限，因為吃太多藥物，每天睡眠的時間必須超過十小時，也無法穩定作息，林奕含沒能重回學校，這個時代供過於求的大學校園，離她愈來愈不可及。

「很多人問我說為什麼要休學一次、兩次？為什麼不用工作？沒有人知道我比任何人都不甘心，這個疾病它剝削了我曾經引以為傲的一切，我曾經沒有空隙的與父母之間的關係、原本可能一帆風順的戀愛，隨著生病的時間愈來愈長，朋友一個一個離去，甚至沒有辦法唸書，而我多麼地想要一張大學文憑。」

・常人看不見的心靈黑洞

就像初生的嬰兒，沒有選擇地降生在這世上，她也沒有任何選擇餘地，被精神疾病替換成另一種人生。儘管眼前的女孩，談吐得宜，美麗大方，在咖啡館裡錯身而過時，旁人可能會不經意多看一眼清秀的臉龐，卻看不見內在日日夜夜的暴亂。

從政大休學前，她拿著診斷證明，向系主任解釋為什麼沒辦法參加期末考，他回應道，「精神病的學生我看多了，自殘、自殺，我看妳這樣蠻好、蠻『正常』的，」系主任接著拎起診斷書，說出林奕含一輩子都不會忘記的九個字，「妳從哪裡拿到這個的？」

「我很想問他，是用什麼來診斷我？我的坐姿、洋裝、唇膏，或是我的談吐？這個社會對精神疾病患者的想像和期待是什麼？是不是我今天衣衫襤褸、口齒不清、六十天沒有洗澡去找他，才會相信我真的有精神病，又或者他覺得精神病根本不是病呢？雖然當下我很懦弱地只答道，從醫院拿的。」

當這個病症，並非看得見的身體殘缺或生理損傷，而是由家庭、社會環境、大腦分泌等多重因素交織出的心靈黑洞，除親歷相似受苦歷程外，常人難以感受並理解，到底何謂精神疾病，以及要用什麼方式與生病的人溝通。

從一般的生活經驗出發，理所當然的正向話語便成為最常見的表達關心的方式：不要那麼晚睡，可不可以早一點起床、不要喝咖啡、不要喝酒、裙子不要穿那麼短、不要想太多，可不可以聽音樂放鬆、運動爬山散心、跟朋友聊聊天……應該怎麼做、不該怎麼做，無止盡的祈使句。

「奇怪的是，沒有人要聽我講內心那個很龐大的騷亂、創傷、痛苦，沒有人知道我害怕睡覺、害怕晚上、害怕早上、害怕陽光、害怕月亮。正向思考在病到一個程度之後都是沒有用的，在之前可能有用，可是旁人無法判斷情況到哪裡，過了一個點之後，反過來像是攻擊，提醒你做不到這些事情。」

前三年生病快要撐不住的時候，林奕含會打電話給僅有聯絡的兩三位高中友人，那些因擔心而想要拼命將她從懸崖邊拉住的關心話語，就像規勸或教導，將她們之間越推越遠，終至斷裂。沒有朋友，只剩下寫文章，理出那些不舒服的源頭。

「聽起來很矯情，但對我來說是真實的。不得不放棄跟人求救，自己找出一個方式，因為會一直抽搐，一手抱著身體，另一手一個鍵一個鍵地打，一面掉淚，從早上起床到寫完一篇大概要花八、九個小時。很希望有人說寫得很好，最好是稱讚與核心無關的修辭，就離我比較遠，就好像『它』代替了我的痛苦。」

她寫失眠、輟學、吞藥、跳樓、死亡、精神病房的異質空間，一群為數不多但忠實的年輕讀者，從部落格跟著搬家來到臉書，按讚分享。源自於從小養成的閱讀習慣，罹病失學後仍未間斷，甚至成為唯一的「自學」方式，她並陸續動筆寫下人生中第一部小說。

・站在模範病患角色的反面

「生病帶給我很大的羞恥感，可能是從小家教的關係，讓我覺得沒有辦法控制自己的身體是一件很羞恥的事情。以前腦袋會有聲音跟自己講話，沉在裡面還好，講到一半跳出來那個瞬間，意識到剛剛是在跟自己的幻聽講話是最痛苦的。」

而弔詭的是，也是這樣的「羞恥」，成為使她活下去的動力之一。

當林奕含第三次試圖自殺，爬出陽台，手握著鐵欄杆，正準備放手跳下樓，她發現公寓對面街角巷口的管理員，正朝上望著她裙底的內褲，這種丟臉的感覺瞬間壓過了想死的衝動，將她留在這個世界上。

「在生病的這些年裡，我不相信痛苦是有意義的，最討厭聽到『經過痛苦才變成更好的人』這種說法，沒有人應該受到這樣的痛苦，我身上感受到的，如果說有什麼意義，大概就是在影片被別人看到後，透過臉書訊息傳來的回饋，提到一直以來沒法理解身邊親人、伴侶做出的非理性行為、囈語著不存在的人事物，看了影片覺得終於找到一個方式去理解。」

沒有絲毫以勇氣與信心與疾病搏鬥的精神，站在激勵人心的模範病患角色的反面，林奕含在精神疾病的幽谷中獨自行走，繼續在城市一隅修改稿子。

「如果可以選擇，我想選擇不要出生。只是因為不想之後還要受到八卦、責難等非議，而沒有選擇自我了斷，加上已經結婚，算有點責任，沒有選擇，只得活下去。」

二　撕下標籤，重新找出貼上的路徑

——精神疾病的汙名及其所為何來

林奕含的首部也是唯一著作《房思琪的初戀樂園》，於採訪的隔年，二〇一七年二月出版，旋即因為強烈寫實的題材以及高度文學性引發眾多矚目與討論，並在市場獲得佳績，作者卻於同年四月自殺離世，留給人們無限的錯愕與悲悼。

林奕含沒有活下來，然而她留下了清晰的話語，赤裸攤開生命底層的洶湧伏流，在家族長輩聚集的婚禮場合，在虛擬的網路世界，如針一般，平凡卻扎人，跨越了專業醫學的高牆，以看似與常人無關的疾病經驗，進到每個人內在最脆弱的部分。

然而，除了少數符合衛教範例，克服或戰勝疾病的勵志敘事，能在公共場域真正為自己發聲，同時觸及此一疾病兼具的身份認同以及恥辱印記的患者，幾乎絕無僅有。

「多年來我一直希望『康復者』能出來，但就算本人願意，家屬也怕左鄰右舍得知會不光彩而反對，所以幾乎找不到病患公開現身分享自己的經驗。」中華民國康復之友聯盟（康盟）前理事長李麗娟表示。康盟，是結合精神障礙者、家屬、相關專業人員，積極爭取精神障礙者權益與福利的民間團體。

為了強調精神疾病經過治療後能夠回復正常生活，康盟將患者稱為「康復者」，並與臺灣精神醫學會成功推動「更名運動」，將過往的「精神分裂症」改為「思覺失調症」，希望中性的病理詞彙洗去長久以來所背負的沉重汙名。目前全國各地服務精神障礙者的民間組織，就幾乎全數稱為「康復之友協會」。

・不斷重新命名，洗刷沉重汙名

一八九六年德國精神醫師克雷佩林（Emil Kraepelin）發現有一群精神病患，常出現幻聽、幻覺、思考混亂的特質，先命名為「早發性失智」（Dementia praecox），因為患者大半在青春期開始發病，並隨年齡增長呈逐漸退化。一九一一年，瑞士精神醫師布洛伊勒（Eugen Bleuler）則以「Schizophrenia」一詞取代，取希臘文詞根 schizein（分裂）和 phren（心智），形容表現出來的症狀一片混亂；一九三七年，日本精神神經醫學會統一譯為「精神分裂症」，當時為日本殖民地的臺灣便沿用至戰後，這個帶著宿命意味的名字卻成了患者不可承受之重，一甲子來飽受汙名之苦，並常使大眾將其與完全不同概念的「人格分裂」（或稱多重人格、解離性身分疾患）混淆。

汙名化導致患者回診率低、中斷治療比例高，東亞各國不約而同紛紛進行「更名運動」——歐美國家反而落後亞洲，目前還維持百年前的名稱「精神分裂症」。首先是日本從一九九五開始花了七年推動，於二〇〇二年成功更名為「統合失調症」，韓國也於二〇一二年更名為「調弦症」，臺灣則在二〇一四年經過調查與投票統計，「思覺失調症」支持者超過「統合失調」、「腦分泌失調」等其他選項，正式取代「精神分裂症」，是第一次以票選的方式，包含病人家屬參與更名的疾病。

新的名稱除了消去舊有負面意涵，更精確反映兩大主要病理：思考與知覺功能的失調，「失調」二字同時也代表「恢復的可能性」。

從精神病患、精神障礙者到精神康復者，從精神分裂症到思覺失調症，（以及從躁鬱症到雙極性情感疾患、精神科改叫身心科），很少疾病如此頻繁、持續地為患者與症狀重新「命名」。在疾病本質不變的情況下，背後反映的與其說是醫學進步的成果，毋寧說是長久以來累積的汙名，專業界不得不以更客觀、不帶情緒、強調正面積極的意涵來洗刷，使其與其他生理疾病更能「平起平坐」。更名是否能有效減低既定的印象或偏見，截至目前為止並沒有相關調查研究能得出論據，但對於患者而言，帶在身上的標籤仍是難以啟齒。

「目前領有重大傷病卡的康復者約二十二萬，身心障礙手冊則接近十六萬，這中間的落差顯示許多病患或許因為擔心他人眼光或找工作受刁難，而不願拿手冊。」李麗娟說。前者主要針對醫藥費減免，後者則關乎生活津貼、公共設施使用優惠等社會福利，從數字的落差中，似乎可以見到許多患者的「病人身份」在遇見「社會身份」中隱形了。

無法公開、難以言說、藏起標籤……精神疾病因為重重交織的社會／個人因素，病患主體的聲音長期隱而未顯。「相較其他的身心障礙，精神障礙者總是非常低調，深怕被認出，這也使得相關議題上，能夠輕易地被醫生、家屬、社工，甚至人權團體『代言』。」酷兒權益推動聯盟（酷兒盟）秘書長胡勝翔說，酷兒盟是提供多重障礙的性少數族群支持服務的民間團體。

「『搖搖哥』事件時，在人權團體與學者召開的記者會上，各方拼命在替『搖搖哥』代言，說將精神病患強制送醫違反人權等等，我覺得很奇怪也很不舒服，以人權之名為他發聲，卻只有少數人真正想聽他怎麼說。」胡勝翔強調。

二〇一六年三月底，時值內湖女童小燈泡被患有思覺失調症男子王景玉當街隨機砍殺，民眾對精障者可能造成社會安全的威脅感到恐慌之際，一位長期遊蕩於政大校園，被師生暱稱為搖搖哥的精障者，在無明確自傷或傷人疑慮的情況下，遭警政衛生人員強制送到醫院精神科住院治療，引發人權團體批評侵犯人權的疑慮，多名律師緊急向法院發動提審程序[1]，在臺北地院家事庭法官確認當事人無住院意願後，諭令醫院協助出院。

將「社會安全的威脅」投射在精障者身上，並非僅因近年發生的個案而突然高漲，一九八〇年代一連串如今已被淡忘的社會事件，包括螢橋國小潑酸案、關政司長命案，以及龍發堂收容患者的環境以及方式引發非議，其實就已經因為媒體的傳播渲染，將社會捲進一股對於精障者的恐慌，並曝露精神醫療及照護資源的匱乏，直接促成以國家高度來面對精神病患的轉捩點：一九九〇年《精神衛生法》的立法。

在二〇〇七年大幅修正關於保障病患權益的部分之前，《精神衛生法》的核心是「維護社會和諧安寧」，絕大多數條文都在明確訂出如何進行強制治療等行政程序，精神醫療正式成為唯一合法能夠介入處置精神病患的國家代理人，儼然是為保障「正常社會」而設的一道柵欄。

精障者被視為一個「問題」，透過中性的法律條文，形塑出管理「異常狀態」的機制，

1 根據二〇一四年修訂的《提審法》，任何未經法院許可遭逮捕的當事人可向法院聲請提審，由法官認定程序否有瑕疵，若有，可裁定當庭釋放當事人，若無則送回地檢署，或原解送機關。

威脅社會秩序、危害民眾安危等恐懼的想像，就此投下長長的陰影在精神病患身上，直到近年新一波與精障者有關的重大社會事件發生，烙印更揮之不去。

・「正常」世界中的「他者」

精神病患的無聲狀態與汙名化處境像兩條互相交錯纏繞的線，彼此牽動、勾連，而讓精神病患及其家屬較其他身體殘疾者在社會上感覺抬不起頭的原因，除了異常的身心狀態，還牽涉更深層的「道德」危機。

「汙名的本質是一個道德過程，過去醫學人類學家凱博文（Arthur Kleiman）[2]的研究便指出，社會性的『道德破產』與思覺失調症畫上等號，因此精神病患被視為是發生危險事故的潛在汙染源，更是無法善盡責任和義務的『幼稚化』族群，難達到『成人』的道德層次。如此合理化管教訓練或區隔處理的正當性，但往往造成患者的自信低落。」臺灣大學心理系教授林耀盛表示。

特別在華人文化的處事原則中，道德立場與「面子」的交互作用，構成重要的行事準則，種種積極地表現或避免某種行為，皆源於害怕丟臉的羞愧情緒，並驅動社會中每個個體成為「道德的人」的渴望。而精神疾病除了身心狀態的異常之外，還要背負較其他疾患更大的原罪——這是一個不好、不光彩、沒面子的病，最好隱藏起來，被知道的話，不但丟自己也丟家人的臉。「『丟臉』意謂著『道德破產』，便帶來真正死亡的感覺，比身體的害怕更強烈。」林耀盛強調。

當人們在日常生活不經意透過語言或文字、感覺或姿態，以「瘋子」、「神經病」、「該看精神科了」等奚落語調品評人事物時，其實就是一再強化此一道德貶抑的特質，引發一種「羞愧感」的集體經驗，使得精神病患難以重新「做人」，僵固成某種特定形象的病患角色，也形成對立於所謂「正常」世界中的「他者」。

「過去臺灣的精神醫療體系其實是多元而複雜的，大多散佈在各地方的私人醫院或中小型機構，比較沒有高度的集中化管理，一九八〇年代發生種種的爭議事件後，使得精神疾病被大眾視為一種需要處理的社會問題。國家慢慢開始以醫療評鑑、醫院管理等手段把原來被認為『反現代』、不符合標準的民間機構收拾掉，繼之而起的是大型療養院的設立與設置大量的急性精神病床。」荷蘭阿姆斯特丹大學人類學系博士生湯家碩表示，他在臺灣的碩士論

2 美國哈佛大學醫療人類學者，長期研究精神醫療的跨文化議題，一九六〇年代以臺灣為田野調查基地，調查身心症在華人文化中的表現。

文[3]以龍發堂的發展為切入點，考察臺灣精神醫療邁向現代化的歷程。

「我們的醫療現代化論述是從美國抄來，照搬『去機構化』、『回歸社區』等概念，然而弔詭的是，兩者前提並不一致。美國在戰後很多精神病人長期滯留療養機構，要把他們從傳統的精神病院解放出來，然而臺灣精神醫療在一九八〇年代之前非常匱乏，沒有什麼機構化可以除去，反而是病床不足的問題。借去機構化的殼，實際上在做的是精神疾病的醫療化，設立大型療養院跟大量急性精神病床，把病患收進醫院，對臺灣精神疾病的影響是，它變成一件在醫院裡面的事情，而在社區照護這塊非常弱。」湯家碩透過爬梳史料，觀察到臺灣精神醫療看似受到美國影響，卻發展出屬於本土的醫療化模式。

在政府投入大規模預算設立病床、建置「精神醫療網」，臺灣的精神醫療從一九八〇年代開始迅速發展擴張，在三十多年的時間中，從多為安置收容的「前現代」時期邁入以地區醫院精神科以及公立療養院為主的「現代化」階段。

據臺灣精神醫學前輩、臺北市立療養院首任院長葉英堃在一九八一年的調查，當時臺灣僅有八十所公立精神醫院，一百六十八名精神科醫師，平均每萬人口只有三．五二張病床，大部分私人醫院與診所治療設備和品質都很差；而截至二〇一七年底，臺灣總共有四百二十六家精神照護機構，其中二百零一家為公私立醫院，許可病床數已達每萬人口十床。

「現在臺灣經過專業訓練的精神科醫師大約一千七百人，而其中大部分都是在過去三十五年內產出的，」三軍總醫院北投分院精神科醫師張廷碩說，他的「精專字號」名列一千六百多號，是最新一代的專業精神科醫師，通過專業考試後取得執照，上面的字號大致對應出現有的精神醫師總數，「在一九八〇年代前，精神科跟神經科是在一起的，解嚴前後才分家獨立。」他補充道。

．診斷標準不穩定，生物取向成為精神醫學出路

隨著精神疾病進入現代醫療體系的視野，包括患者的認同、大眾對疾病症狀知識來源，於是都被統合在精神醫學診斷系統下，其最主要的依據，來自美國精神醫學學會（American Psychiatric Association，APA）發行的《精神疾病診斷與統計手冊》（DSM）。

而看似「專業」、「正確」的國際醫學準則，卻從來不是不可質疑的權威聖經。歷年針

3《重訪龍發堂：精神衛生治理與一個機構的道德生涯，1980-1990》

對ＤＳＭ的刪改、增補等修訂，充分顯露出精神疾病的標準一直受到時代變遷與社會環境等多重因素影響，是一連串動態的過程，而沒有一個絕對客觀的標準答案。曾經是一種需要被治療的病症，過幾年後可能就只是人類存在本質的差異與多元，最著名的案例，莫過於一九七三年美國精神醫學學會決議，將同性戀完全從ＤＳＭ的診斷列表中去除。

ＤＳＭ第一版發行於一九五二年，當時的疾病診斷名稱只有一百零六種，但到了二〇一三年最新的第五版，診斷類別已超過三百種，意謂著精神疾病的光譜，納入許多日常生活中原本不被視為病的情緒反應與行為模式。對精神醫學過度擴張診斷定義的疑慮，在ＤＳＭ第五版剛發行時曾掀起不少爭議。

以憂鬱症為例，本來在第四版的診斷裡，排除因親人過世的哀慟反應（bereavement exclusion），認為這是人之常情，但第五版卻將此排除條款拿掉，認為即使是因親人過世而哀傷，只要夠嚴重，依然要當作憂鬱症看待，背後是「早期篩檢」的概念。

但哀慟是否存在一種舉世標準，精神醫療專業到底該如何看待，它跟牙痛、背痛一樣是我們不能忍受的東西嗎？凱博文就曾經投書國際頂尖醫學期刊《刺胳針》（The Lancet），以自己的經驗反思，二〇一一年妻子過世一年後，還是極度哀傷，做什麼都提不起勁，但他認為那是一種紀念已故親人的方式，在哀悼中的懷念，自有其文化上的意涵，不是需要治癒的精神疾病。

「精神診斷最大的問題是不穩定，這牽涉到疾病的『實體』是什麼，其實是不確定的。到底憂鬱症是什麼？你的憂鬱症跟我的憂鬱症是一樣的嗎？臺灣的跟美國的是一樣的嗎？不管哪一種理解方式，都會牽扯到當下社會的價值，DSM一開始的目的是用統計分析的科學方式取得一致的參照標準，但個人與不同社會之間衡量的差異性太大，使得它對於精神疾病的定義方式還存在一些爭議，所以才會一直改標準。」張廷碩表示。

在疾病實體的本質問題難以衡量之下，將疾病歸因於腦部神經傳導物質失衡、腦部病變、體內化學平衡的改變，並能藉由藥物控制改善的生物取向，成為精神醫學與其他醫學專業平起平坐的出路。

「從更大歷史脈絡來看，生物精神醫學的出現，不過就是這二、三十年的事情，開藥變成最主流的治療方式，二〇世紀早期的精神分析或從社會角度的論述退居邊緣。最終出線取得主導地位，不一定是因為比較有效，而是讓現代的政府與醫療機構能夠定位這些病患。其他方法都需要更長時間、更廣泛的理解，緩不濟急。」張廷碩說。

・藥物依賴的宿命與逃離的契機

來到醫療機構現場，精神醫師在密集的看診人次中，猶自顧不暇。「老實說我現在一個診看三十個人就已經很累了，有名的主任或大教授一個門診可能有八十或一百人，造成一種現象，醫生常常只有時間對著電腦開藥。」三軍總醫院松山分院身心科主治醫師王聖強無奈地說。

「『語言』卻又是我們這行很重要的功夫，花時間好好談、同理病人的療效有時不下於藥物，但當我花四十分鐘做治療性會談，就壓縮到後面病人的時間，而繁瑣的申請程序與很低的健保給付額度，使得很少醫生願意多花時間做心理治療，但不代表沒有做，可能不像內外科醫生有做明顯能看到的事情，可是我們的談話有時候是有療效的，但病人和整個社會氛圍不認為，很難量化。」王聖強說。

對於受慢性精神疾病困擾的患者，除非有一定經濟條件安排自費的心理治療，對藥物的依賴幾乎是一種宿命。

瑋瑋在十幾年前因為感情與經濟因素，服安眠藥自殺被送醫急救，恢復過後被轉送急性精神病房，開啟他「成為」一個精神病患的人生。

在他身上的診斷從輕度到重度憂鬱症，一直到近幾年的雙極性情感疾患，他的症狀愈來愈嚴重，藥量也愈來愈大，「從最早的三環抗憂鬱劑吃到百憂解、克憂寧，後來都沒效，發作時什麼事都不想做，一個人關在房間哭，後來醫生換開三級管制藥品『利他能』，那原本是治療過動症的藥，吃下去後沒有理由的開心，但藥效過後情緒落差非常大，得吃好幾顆強力鎮定劑才能慢慢緩和。」瑋瑋說。

高職就開始自食其力的瑋瑋沒有家庭奧援，昏天暗地不停加班的職場環境讓身體撐不下去時只得辭職，並再回醫院調整藥量，前陣子找新工作非常焦慮，並因新藥強大的副作用而送急診，「我也想做心理諮商，但一小時一千多的價格實在花不下去，只能想辦法讓自己努力撐著。」瑋瑋說，「醫師除了開藥以外，不會多聊什麼，頂多問這個月還好嗎、情緒狀態怎麼樣？比如躁症多一點、沒辦法睡覺、比較憂鬱，看不同狀況就幫我換藥，換完藥下個月回診還是一樣的問題，這個月怎麼樣，還好嗎？」

藥物像是緊箍咒，維繫患者在理性世界的邊緣不至失序，卻也偶有膽大之徒受不了制約，不遵從醫囑，不顧後果地逃離。

胡勝翔在高中時被輔導室建議去看精神科以來，病史已有十五年，長期服用抗精神病藥物的副作用使他幾乎難以忍受，在八年前毅然自行斷藥，「有一陣子吃治療躁鬱的鋰鹽吃很凶，副作用會造成體內鉀離子大量流失，某天睡覺起來發現只剩嘴巴可動……時常要掛急診，住家距離醫院不能太遠，那是一種隨時會被副作用折磨的恐懼，所以雖然戒斷過程很痛苦，還是決心斷藥，隔了一陣子告知醫生，嚇了他一大跳。」

「以前就把自己想像成病患，醫生說有病就覺得自己有病，診斷什麼就是什麼，不會思考當中發生什麼事情。」直到後來從參與社會運動的過程中找到生活重心，並脫離原生家庭的情緒糾葛，他才開始有意識地翻轉病患的被動角色，甚至嘗試觸碰生命中最難以回顧的創傷，拼湊最早「病發」的記憶。

當時剛上宜蘭高中的他，是老家二結第一個出櫃的同志，父母無法接受外，學校非常慌張，也常被同學調侃，而在地區的第一志願學校裡競爭激烈，學業成績不復以往，愈來愈差，種種壓力終因一件小事而引爆。

「某天我因為早自習擦窗戶而被導師狂罵，『等下就考試了還搞不清楚狀況！』而我表示只是聽從衛生股長的吩咐，『他叫你去吃屎你要不要去吃屎！』罵到後來我情緒崩潰地九十度鞠躬跟老師道歉，隔天輔導室介入處理，導師大喊『是學生的情緒問題，我不應該道歉是學生要跟我道歉』，我哭著再次道歉，覺得很痛苦不想讀了，就此休學。」胡勝翔回憶著細節，像是一直無法畢業的中學生，掉下眼淚。

「回想起來，覺得當年的校園輔導體系太過武斷，把沒法解決的『問題』丟給精神醫療。花了十年的青春生病，現在要花更多力氣追回那些時間。」進入醫療體系後，隨著不斷變動的診斷——從精神分裂症、雙極性情感疾患，一直到近年的邊緣型人格疾患，他再也沒有回到學校。

「精神醫療的定義一直在改變，把舊的名字拋棄掉選擇新的名字，比如早期『精神病患』後來更名為『精神障礙者』，或是『精神科』改叫『身心科』，但當中很多結構問題沒有探討，對我來說疾病不可恥，感冒也是疾病，我還是會選擇說精神疾病，而不用精神障礙，我看起來很障礙嗎？我怎麼不知道！與疾病共存是我們的特色，是生活的一部分，說康復很奇怪，它不是感冒（吃藥就好），而是跟著一輩子，怎麼『康復』？」胡勝翔說。

‧精神康復和生命的意義

「一般人生病時什麼都不用做，乖乖吃藥當個病人的角色就是生活的全部，好了之後再回到正常積極的人生，但對於精神病人而言，康復和『生命的意義』是在一起的。」因為身邊有精神狀況的親友不在少數，在實際進行研究之前，作為一個陪伴者，湯家碩與精神疾病患者的世界有比較接近的距離。

包括怎麼跨越心理門檻承認自己是精神病人、走進診間有／無得到期待的效果等掙扎歷程，他都曾一同走過，「也曾感到無法接受，都已經盡了這麼多努力，這個人沒有辦法就是沒有辦法，後來發現要比他先接受這個限制，沒有關係，如果有一天你真的這樣走了，我不會有任何遺憾，我覺得我們都已經盡了最大努力，那就這樣吧！」

「精神藥物的功能，只是提供重建『可欲的』生活的生理基礎，但終究無法回答：什麼是有意義的生活。這其實有點像哲學問題，一般人都不一定答得出來，但一個精神病人比一般人更需要瞭解生活的意義是什麼，否則繼續在那個混沌的世界裡面慢慢消逝無蹤就好，幹麼康復？」湯家碩強調。

疾病的標籤既是容器，涵納種種來自角落的異常心靈；也是遮蔽，難以看見不同際遇與個性的獨特個體。

對大多數沒有類似經驗的芸芸眾生，要如何理解他人的精神苦難，簡直難上加難，甚至避之唯恐不及。在正常的理性世界之外，可以分類出一個個異常症狀，讓他們成為只是需要「處理」的對象，但若我們不能滿足於此，或許得先一一撕下標籤，再慢慢找出重新貼上的路徑，才有機會穿過機構與藥物的隔離，「理解」這些幽微的生命經驗。

三 當生命決意朝向死亡
——自殺之謎

根據統計，全世界每四十秒就有人死於自殺，比死於戰爭與凶殺的總數還要多，更是十五至二十九歲年齡層死因第二位，已是嚴峻的公衛議題。世界衛生組織特別將二〇一九年的全球心理健康重點訂為「自殺防治」，呼籲全球在二〇二〇年前將自殺率下降到每十萬人中十人。

二十年來，臺灣自殺率一直高於全球平均，甚至在近年「逆勢上漲」。二〇一九年五月首部《自殺防治法》三讀通過，象徵臺灣社會面對此一議題邁入新的階段。由對精神疾病的關注出發，我想延伸視野，並嘗試從現象趨勢、防治策略與主體經驗剖析，深入自殺這個長久以來的禁忌，並尋找臺灣自殺防治網的不足之處。

「不知道死會怎麼樣，我覺得很恐怖。但死是一個既定事實，雖然很想活著，我還是要去。」

坐在學校研究生室八樓的窗台邊，林昭生晃著腳，為即將尋死的自己難過。在恐懼與矛盾中，邊哭邊等待著，手機裡是否會有他的心理師傳來訊息——那個不只加 Facebook 和 LINE、還陪著搭捷運去急診，跨越助人者專業倫理界線的心理師，沒有回覆。

那天沒跳下去，隔了兩天改由三樓，拿著刀子抵住心臟，腳跟著地，刀子飛走，腓骨與跟骨斷掉的他，劇痛中躺在病床上數月，肉體活著，卻真實的經歷了死亡，彷彿通過一個儀式，自殺意念至今再沒有出現，長達十幾年的自傷行為也消失了。

・當臺灣「首次自殺即死亡者」逐年增加

臺灣大學健康行為與社區科學研究所副教授張書森指出：「一般人常有『自殺者會一直反覆企圖自殺以致身亡』的迷思，但臺灣和全球的研究發現，一百個自殺意圖者送到急診室，追蹤一年以後，再次自殺身亡者約一至二人，百分之九十八到九十九未死於自殺。」二〇〇七年臺灣自殺率高峰時，他是首位公費赴國外研究自殺防治領域的學者，曾參與臺灣、斯里蘭卡、韓國等跨國自殺研究。

也就是，首次嘗試自殺者若活下來，有相當大比例在看見／經歷死亡後重生。能夠讓這些初次嘗試自殺者活下來，就有很大機會能防治下一個自殺的發生。

然而，沒有第二次機會的「首次自殺即死亡者」，在臺灣卻愈來愈多，甚至高於全球平均。據世界衛生組織（World Health Organization，WHO）統計，二〇一六年全球標準化自殺率為每十萬人十．五例，臺灣的自殺死亡率則從該年每十萬人十二．三例，「成長」到二〇一八年每十萬人十二．五例。

據二〇一八年《經濟學人》雜誌（The Economist）報導，全球自殺率近二十年來全面降低，雖然以往的傳統自殺「大國」——俄羅斯、韓國、日本、印度——自殺率仍皆偏高，除美國之外的下降幅度卻都很明顯。然而，沒有被列入統計的臺灣，自殺粗死亡率以每年約三％的幅度連續三年緩步上升，是這波全世界自殺率下降潮中少數例外。

臺灣近來自殺率逐年以三％上升的現象，是學界與醫界亟欲解開的答案。臺灣自殺防治學會常務理事廖士程表示，相關單位也積極研究中。

但縱觀國際與臺灣自殺相關的時代背景、地區差異，或可看見自殺防治政策與網絡中的挑戰與疏漏。

・自殺率城鄉差異主因：劇毒農藥

「全世界自殺率下降其中很重要因素是，中國跟印度等國家農業人口減少，這些地方農藥自殺的狀況改善。中國過去二十年當中自殺率下降超過一半，本來一年推估一年二十幾萬人，現在降到十萬初。這種因為經濟快速發展、生活改善、逐漸都市化導致農藥自殺問題快速下降，跟臺灣一九八〇到一九九〇年代的情況很類似。」張書森表示。

據ＷＨＯ統計，全世界七十九％的自殺發生在低收入和中等收入國家，這些國家多半也是農藥自殺問題較為嚴重的地區。近年幾個對劇毒農藥進行管制與限制的國家（斯里蘭卡、孟加拉、中國、韓國），已證實自殺率大幅度下降，ＷＨＯ今年（二〇一九）並將禁用與管制劇毒農藥列為全球自殺防治策略的重點。

「很多人以為都市生活壓力大，自殺率較高，其實剛好顛倒，臺北市一直低於全國平均，臺灣自殺率最高的地方是山地、農村、偏鄉、海岸等社會經濟弱勢地區，跟所得以及離婚人口比例有很大關係。」張書森曾針對全臺自殺型態及地理分布的相關性，發表首個「自殺地圖」，發現其中劇烈的城鄉差異：農村地區主要自殺工具的劇毒農藥「巴拉刈」，因為沒有解毒劑、救治率低，成為農村自殺率偏高的關鍵。

在醫界長年推動下，二〇二〇年二月一日起，臺灣即將正式全面禁止販賣跟使用巴拉刈，「如把農藥拿掉，鄉村跟都市幾乎沒有差別，鄉村自殺率高於都市最大因素就是農藥，」張書森強調。

·自殺率變化關鍵：失業率、燒炭及媒體效應

回顧臺灣戰後的自殺死亡率變化，曾經出現兩個高峰。第一個高峰出現在一九六〇年代，一九六四年達到每十萬人有十八．七人，許多精神科醫師認為是戰後的高遷徙率導致；到了一九八〇年代後期快速下降，一九九三年達到最低點，自殺死亡率每十萬人有六．六人，一年不到一千五百人自殺身亡。之後逐年成長，自一九九七年起，自殺連續十三年進入國人十大死因的行列，並於二〇〇一年首度達到每十萬人中十一．七人，此後高於全球平均至今，並在二〇〇六年達到第二個高峰，每十萬人有十六．八人自殺身亡。

一九九〇年代到二〇〇〇年的自殺率，與失業率幾乎呈現同等幅度的變化。一九九三年自殺率最低時，臺灣失業率只有二％上下，之後逐年增加，到二〇〇一年超過四％，十年當中失業率倍增，自殺率也倍增，經濟因素成為這個時期的主要歸因。然而二〇〇〇年後失業

率與自殺死亡率連動並不一致，二〇〇二年第二季失業率開始下降，但自殺死亡人數不降反升，甚至再創二〇〇六年的第二高峰，官方統計四千四百多人於該年自殺身亡，在全球自殺版圖中列入高自殺率國家之林。

燒炭，是此時期大量增加的新興手法。「二〇〇〇年前，國人一氧化碳中毒自殺身亡者佔整體自殺死亡不到一%，到了二〇〇六年，自殺死亡個案中有三十三．八%是由燒炭所導致。該時期最容易選擇燒炭自殺的是二十五到四十四歲離婚男性，這也推升了二〇〇六年自殺高峰主要的人口學分層，此時期工作與經濟活動需求相對強，處於家庭事業發展初期，經濟基礎相對弱，但容易接觸新訊息與新金融工具，風暴襲來往往難以招架。」廖士程表示。

最早自一九九八年起源於香港的燒炭自殺，在媒體大量報導之後出現仿效現象，隔年就有超過一百個類似案例，二〇〇三年達到高峰超過三百人。臺灣則像「滴水穿石」，加上此時媒體開始進入羶色腥及八卦競爭時代，開始出現許多關於自殺聳動、甚至描繪細節的報導，並迅速擴散。

「研究顯示，多報導一個燒炭自殺個案，隔天同樣的風險增加十五%。相對於農藥自殺多發生在農村，燒炭主要發生在都會，雖然近年已擴展到其他地區。」張書森說，由於其影響層面廣，木炭無法全面禁止，新北市二〇一一年一度上鎖銷售，目前多為加註「珍惜生命」的警語。

．其實，臺灣擁有獨步全球的自殺防治網

鑑於居高不下的自殺率，臺灣於二〇〇六年開始試辦自殺防治計畫，並於二〇〇九正式成立自殺防治中心，擬定自殺防治策略並建置通報系統，由各地方政府委託醫療單位聘雇「自殺關懷訪視員」（簡稱自關員），以類似個案管理員的方式，追蹤有自殺意念與行為的高風險個案後續狀況，提供心理支持或轉介資源等必要協助。如此針對所有自殺意圖者在短時間內追蹤與關懷的制度設計，以及全國性的自殺防治中心，臺灣制度走得很前面。

「有全國性登錄跟通報的唯一另一個國家是愛爾蘭，從二〇〇〇年初期全國約四十家醫院急診室加入資料中心，搜集所有自殺意圖者資料，後續服務還是社區團隊提供。其他國家都是在既有醫療架構中提供服務，沒有像臺灣『創造』一個，主要是因為臺灣的精神醫療偏重醫院為主，不像歐美、澳洲有社區精神危機團隊可以轉介，急診追蹤之後能夠很快接續，避免在社區出現缺口，讓人在危機當中得不到協助，」張書森說。

「我們每年都會比較去年同期數字，近兩、三年都是上升，大約是五％，」新北市自關

員陳奕昌提到第一線所觀察到的自殺率變化，任職八年來接觸過近兩千位個案，深深體會自殺議題的複雜性，每一個自殺事件都沒有辦法用單一因素解釋，「天氣冷熱變化、過節與假日前後，看大家家庭和樂自己孤單一人，都可能有一波壓力源。人難免這輩子總會低落，大部分做這件事情是想要求生，只是當下找不到其他辦法，只求自己的痛苦能夠解脫；當中大約六成左右這輩子只會做過一次自殺事件，就回復規律生活，再也不會發生。」

．制度走前面，自關員人力卻嚴重不足

由於個案量太大（一人一月平均七十案），加上許多為高風險事件，自關員主要以電話聯繫，並不會家訪。

「社會局有補助，我們不能發什麼錢，可以怎麼做？只能耍個嘴皮鼓勵他們，所以很大工作重點在『建立關係』上面，這是一門藝術，要能夠充分沉浸在裡面，對方才會覺得你跟他站在同一個陣線，有仔細在聽他說；同時又要能夠保持相對理智，分析他現在講出來的資訊代表什麼意思、危險指數如何、我可以接下來要怎麼做等等，需要很多經驗與訓練。做了才知道這個工作是學不完的！要像心理師懂會談技巧，要像社工會連結資源，還要懂一點藥

物的作用，只是我們的方式是用電話。」陳奕昌表示。

然而，如此需要具備高度智慧與經驗，時時與個案走在命懸一線鋼索上的工作，在整個社會甚至專業界一直以來都非常邊緣。目前的自殺個案關懷訪視防治工作與「精神病患社區關懷訪視」合併成一整合型計畫，每年由衛福部撥預算給各地方衛生局，以專案外包的方式委託醫療院所或民間單位，聘任自關員執行自殺個案以及社區關懷訪視員（社關員）負責社區精障者的追蹤與關懷服務，屬於一年一聘的專案型態，沒有專業證照、薪資福利缺乏保障、專業成長空間有限，也無累積年資升遷的空間。儘管衛福部近日調整薪資的計算方式，十年來的薪資水平依然停留在三萬出頭，大多只能吸引剛畢業的年輕人任職，像陳奕昌一般留下來的自關員絕無僅有。

不論在這個職位上或長或短，每一個自關員內心深處，第一個離開的個案，都有著最巨大的象徵意義，在那一刻真實感到死亡與存活是多麼不可捉摸，「這是一種雙向的關係，不是你單方向覺得我是重要的人，對我而言，對方也是重要的，所以若離開，我們也會有傷害。當自關員的第一個關卡，就是第一個個案自殺離世。」

陳奕昌的個案是一位開理髮店的中年婦女，容易情緒化、常揚言自殺，幾乎與家人斷絕聯繫，只有丈夫不離不棄，陪同就醫，循序漸進遵從醫囑，每天與人保持互動；眼看狀況愈來愈好，某天兩人突然吵架，先生不想繼續爭執，走出家門前，太太問一句「你要去哪裡？」「去死啦！」氣話從先生口中脫口而出，太太說：「好，一起死。」原本可能只是要開車出去兜風，變成兩人在山區小徑裡引汽車廢氣，被發現送醫急救後，先生昏迷指數三隨時會走，太太因為氣味難受開了一點窗戶，在急診室醒來並無大礙，以為先生救不回來，萬念俱灰之下自行離開醫院跑去跳海，而先生最後卻被救活了。

．模板化量表、SOP 電訪，限縮處理靈活度

第一線的自關員並無法依循一個標準化的固定模式因應高度變化性的自殺危機，而發展出偏重個人生命歷程的質化觀察與分析，以評估每一個案面臨壓力源時，家庭和外部支持系統能否承接。

「目前自殺防治中心有在推『簡式憂鬱量表』，用五個很簡單的問題，像溫度計一樣檢測心情，判斷是否有自殺風險，可是沒辦法這麼簡單看自殺議題，其他各種不同的量表也只限定在很小的特定範圍，」陳奕昌說。

曾有研究考察臺灣自殺防治策略的形成過程，指出這是一種「政策先行」下「拼裝」而

成的產物，在精神醫療專業主導下，以精神科的憂鬱症篩檢指標（心情溫度計）、美國的社區守門人理論（自殺守門員）、國外限制自殺方法取得的實證數據（管制木炭與農藥）等三個面向，來面對臺灣的自殺問題，因為不同的理論基礎與專業界不一致的想像，是否能有效回應本土的自殺議題，充滿了不確定性。

身為自殺行為企圖者，林昭生想當然爾是這個「關懷網絡」所觸及的「個案」之一，然而他對這套系統是完全漠然的，「自殺後自關員一直打給我，之前因為怕打給我爸，都會接，『對、我最近都有服藥、我睡眠很好』。（這是）SOP沒辦法，得問一些廢話，後來真覺得太冗贅太沒意義，他們三個月想結案掉。自殺防治有個問題，說不要去死，但當社會帶來的痛苦只好去死時，不是處理社會的痛苦，而是（叫人）不要去死，怎麼可能？還是活在這個地方。」

・走入自殺率最高的田野現場：基隆

資深諮商心理師督導魏明毅，有著多年的心理諮商經驗，在會談室門後遇見許許多多從老至少、由城到鄉的苦痛，並經常牽繫著死亡的氣息，累積了巨大的不安與困惑：「是什麼樣的處境促成催化生命決意朝向死亡——不論是肉體上或精神上？」他於中年放下手邊工作，進入人類學研究所，以連續蟬聯多年全臺自殺率最高的縣市：基隆，作為田野調查場域，試圖回答自殺現象的謎團。

然而，在追蹤當地「自殺個案通報個案關懷訪視計畫」後，他產生更多困惑。「臺灣在政策面即將自殺議題病理化，如同早已被病理化的『憂鬱』，然而，一旦將此現象——心理疾病或自殺也好——歸類在精神醫療領域，我們很容易跳過其背後更深層的結構問題，『防治』的概念因此被壓縮為『個人』的病理性治療，如同必須急而去之的癌細胞。完整的人、其所處社會情境與其自殺意念／行動的關聯未被足夠探究。當個人出現自殺行動，強制送醫，阻止了死亡，然後呢？對他想尋死的念頭了解多少？了解多深？」魏明毅說。

從一開始把自殺當成一個不好、要防止、想辦法去消除的東西，魏明毅因緣際會走入常民的生活現場，讓他對自殺議題有了徹底改觀。在專注地聆聽、提問、觀察與記錄中，他逐漸揭示出基隆作為曾盛極一時的國際港口，在全球經濟與國家發展政策變遷中，一大群男性勞工如何從「gâu」的生命情境，到最後因不符合新自由主義的市場需求逐漸邊緣化，在斷裂的情感與社會關係中，墜入安靜的死亡。

・反轉「個人化」歸因，去看到社會情境與文化框架

「那些自殺數據中的男人為何活不下去？因為文化告訴他，你應當成為怎麼樣的人才是一個『能人』，所以那不是源自個人認知的問題，是由文化所給定的價值界定問題。若能跳出文化的框架，跳出整個臺灣告訴你什麼叫人生勝利組、誰是魯蛇，我們才有機會成為一個『叛道』的人，他的力氣就會出來，用自己的方式界定人生是不是活得下來，」魏明毅強調。

這十年來，魏明毅看到愈來愈多另一種自殺狀態：死亡本身即是目的。與意欲在現世過得好卻不可得，帶著很大依戀離開的自殺形態完全不同，這類死亡像大聲的控訴，指出特定的對象須為此負責；若是公眾人物，則會激起更多的人和情緒，接起其對這個世界的憤怒，為其尋仇。

「近代興起的自媒體，也一定比例與第二類型的死亡有關。新世代透過社群網站，快速成為了程度不一被矚目的『公眾人物』，等待被按讚尋求被關注，自我價值感與生存感時刻隨著是否被足夠關注，敏感而脆弱地浮動。人想持續甚而永遠被看見的欲望，因科技發展而相對有了機會，但也因快速競逐而容易未預料的掉入失落之感，若進一步試圖反轉，激化的形式像是自傷尋短，便可能成為其最後且想像中最強大的賭注。」

・有精神疾病的自殺者，只是冰山一角

「精神疾病和自殺的關係當然非常密切，過去有研究指出自殺身亡者生前高達九成五都有『可診斷的精神疾病』，但有些自殺行為無論有無精神疾病，急性壓力下，從想法到衝動行為相隔時間可能只有十分鐘。現在全世界的共同觀點，是要從公共衛生的角度防治，以人群為標的，辨識影響自殺率的主要因素，據此來改變或調整。」張書森說，他在赴英留學之前曾擔任七年的精神科醫師，明顯感受到臨床上接觸患有精神疾病的自殺者僅是冰山一角。

「精神疾病本身雖然有可能會加快從意念到不幸身亡的速度，然而除了疾病之外，還有早期創傷經驗造成的影響，個體本身長期的衝動性、模仿效應、生活壓力事件、身體疾病因素、致命工具可得性等，共同匯聚造成不幸的事件。」廖士程表示，自殺危險因子眾多，在臨床上是否存在一種能百分之百有效減低自殺的治療方式，仍未有定論。

「從意念到企圖嘗試的每一階段，都有高度的『偽陽性率（False positive rate）』，意即實際無疾病，但根據診斷試驗卻被定為有病的機率，但是每一個階段也都是求助的訊號。雖然文獻中有提到一些特定藥物或心理治療有預防自殺的效果，然而值得注意的是：每一個個案對於特定藥物或心理治療的反應有個體差異，而且這些藥物與心理治療方法，多是在臨床試

驗中，被證明統計上有意義地降低自殺『意念』、『計畫』，少部分是『嘗試』，在真實世界中，從意念到不幸身亡仍有許多不確定性。」廖士程說。

・防治應脫去冰冷數據外殼，回到人的關係

目前的自殺統計，依照自殺手法（「吊死、勒死及窒息之自殺及自傷」、「以氣體及蒸汽自殺及自為中毒」、「以固體或液體物質自殺及自為中毒」、「由高處跳下自殺及自傷」、「切穿工具自殺及自傷」）及原因（「情感／人際關係」、「精神健康／物質濫用」、「工作／經濟」）將這群選擇相同絕路的人分類，逝去的生命也脫去人性的面貌成為冰冷的統計數據，難以更深層看到自殺對於家庭、社群甚至整體社會的影響，甚至持續忌諱去談論。

「當對這個現象還知道得太少，卻很著急的想要快速有答案，某個程度只是在解決自己的焦慮，跟解決問題不一定實際相關。我們是否該再細想，當看似做了很多介入，但卻未見轉圜，是不是代表方法該調整？對於客觀因素總是可以萃取幾個出來，但對於自殺主體的經驗，是不是了解得還不足？生命永遠都應當被視為主體。理解自殺，終究還是得回到人跟人之間發生了什麼、人在生活情境裡遭遇到了什麼等等基本探問。當自殺被簡化為『行為』，

錯認為是需要被防堵、防治的『病症』時，『人』就不見了。」魏明毅反思。

因為過往的自傷經驗，林昭生是精神醫療頻繁的「使用者」，所有關係都失敗了以後，醫療是最後的安全港，一次次急診與住院的輪迴，也是巨大的創傷經驗：傷口仍敞開的狀況下，被綁住脫褲、插單次導尿管驗尿；被關在防自殺的保護室裡，多激烈吶喊都是徒然……被視為「問題」處理的過程中，是一些看似微不足道甚至跨越專業界線的瑣事，使他看見一些不一樣的可能。

「包著尿布被綁在病床上的我，一直掙扎想跑，有個護理師試著和我聊幾句，在小夜下班後買了奶茶和麵包給我吃，陪了我一段時間，說不要亂了，因為我同事會很辛苦。那是界線的溢越，但她在助人和工作中選了助人的人性部分，而脫開了工作的限制，因此贖回了我的創傷回憶，」林昭生說，而今他嘗試集結經歷過類似經驗的「同儕」彼此對話，在體制外重新尋回人與人之間的交會，讓精神危機成為一種新的理解，而不只是必須被管控的風險。

四　倖存者的餘聲
——自殺者遺族的漫長旅途

對於自殺議題的關注，絕大多數僅停留在自殺者身上，化作研究統計數字、成為媒體標題下的悲劇或傳奇，但在每個棄世而去者背後，都站立著更多不被看見的生者，猶如無聲的影子，他們被烙下永遠的印記——自殺者遺族。

在這裡，讓我們先走入三位自殺者遺族的世界，透過不同階段的哀傷歷程，聆聽他們與逝去親人的對話，看見掩蓋在迷思與禁忌下的真實經驗，那些不因死亡而被切斷的生命連結。最後，並從自殺防治專業者的觀點，探究現階段自殺者遺族支持體系的諸多挑戰與可行模式。

・贖罪與共存：姊姊八年前自殺過世

夏雪，三十五歲，大學行政人員。

當葉青於二〇一一年自殺過世，人們才逐漸知道除了歌仔戲天后，這個名字也屬於一位詩人。過世後出版的兩本詩集每年再刷，每隔一段時間，詩句就會在網路被轉貼、引用，書寫在城市一隅的玻璃牆上。雨水、太陽、雲、風、影子、橘子、麵包……生活化的意象穿透抽象詩句，像是通關密語，直達敏感的青春愁緒。

「每當在臉書看到有人分享葉青的詩，我都會按讚。看到這麼多不認識的人，共感葉青的情愁，我好想跟她說，如果還在，就會發現這世界上很多人懂妳。」夏雪感嘆，葉青過世後，她聯繫出版社、協助修訂稿件，把原本只發表在 BBS 個人版的作品出版成詩集，完成姊姊念茲在茲的心願。

對夏雪而言，那是贖罪。

與姊姊同住一個屋簷下的記憶，是夏雪生命中最好的時光。大學時的葉青交友廣闊、興趣多元，住處像是文藝沙龍，各路朋友往來談詩論藝、品茶酒咖啡，讓還在讀高中的妹妹大開眼界，「有許多朋友，尤其是女同志朋友來家裡，她們都和葉青一樣有才華，令我崇拜，所以我一直以來都很支持同性婚姻。」夏雪笑著回憶。

一路考上北一女、臺大，離家上臺北唸第一志願，是葉青遠離傷害的方式。連同哥哥，三個孩子從小就在父母婚姻破碎、言語與肢體暴力下長大，「雖然姊姊成績好較少被打，可是精神傷害沒有比較少，每天看著父母吵架鬧離婚、質問孩子要跟誰，甚至上演社會新聞中的暴力脫序行為……在那個階段我們都被迫面對太多，不是任何小孩可以承受的事情。」夏雪說。

大二時葉青第一次躁鬱症發病，家人要妹妹北上同住照應。生病後，如太陽般耀眼的光芒逐漸熄滅，在他人眼中漸漸崩壞的生命，卻拉近了過往只能遠望卻不可及的距離。姊妹倆每晚聊天長談，訴說笑容背後的痛苦經歷，成為彼此的心靈支柱。

但因罹病無法承受太大壓力，葉青再難達成父母望女成鳳的心願，重複陷入研究所落榜、工作與感情不順、再度發病的循環，「對一般人，或葉青本人來說，她的人生最高點在考完大學後就結束了。從生病的那一刻起，是一路向下、沒有終點的下坡。到後來甚至沒辦法獨立生活，要持續接受父母的金援，這讓她感到非常挫敗。」夏雪說。

父母的關注與資源大多給予兄姐，帶給夏雪強烈的相對剝奪感，加上對於姊姊病情的疲憊，夏雪在大學畢業後選擇到高雄獨自生活、逃離一切。

「離開中北部的導火線，是和父親起了口角，他衝口要我滾蛋，去投靠我母親。我回想一直以來為這個家、為葉青付出那麼多，但卻一點也不被珍惜，只因為沒有姊姊那麼優秀，就像垃圾一樣被隨便拋棄，這讓我很傷心，不想再和家人有聯繫。」

葉青在世上最後兩年的日子，夏雪大部份的時間沉浸在線上遊戲的虛擬世界，組隊打怪忘卻沉重的現實。從心理到物理，都與姊姊保持遙遠的距離，曾經相依為命的手足，成為陌生的旁觀者，「最後幾個月，她曾打電話給我試圖聊天，聊在臺北生活的景況，她問我，『可以回來嗎？』我說沒有辦法。我不想再受傷了。」夏雪說。沒想到這一別就是永遠。

葉青留下的遺書中，唯一提及的家人，只有妹妹。如果詩集有一天出版，要將版稅給她。看到一無所有的姊姊，在生命的最後一刻仍掛念著遠走他鄉的妹妹，夏雪無限自責。逼自己處理完詩集的出版事宜，她陷入生命的幽谷，白天強迫自己出門工作、維持社交，夜裡邊哭邊整理與葉青有關的回憶，時不時萌生隨姊姊而去的念頭。

「自責是很痛苦的事情，到一個程度會覺得活不下去。為了不要過度責怪自己，只好責怪家人……結果就是我沒辦法原諒自己也無法面對家人。但我還是想留下來為姊姊做些甚麼，彌補我在她人生最後那段時間沒有陪在她身邊的遺憾，於此同時，也必須做一些事讓留下來的這段路沒有那麼痛苦。除了推廣姊姊的詩集、保留她存在過的痕跡，我也想知道，以同樣方式失去家人的人怎麼撐過來，因此在網路上找到『自殺者遺族』這個詞，才明白我不是孤獨的，這世界上有很多人和我一樣努力著。」

葉青過世兩年，二〇一三年夏雪與現在的先生相識、結婚，對方的理解與包容，讓她意識到要為另一個人負責，不能再把想死這件事放在心上或掛在嘴邊。此外，她一直記得，葉青生前的友人，透過網路傳來的話語，形容哀傷如同雪崩，痛苦地讓人難以呼吸，但如果努力往前，有一天它會變得愈來愈小，像一個小小的雪球，可以放進口袋，帶著它走下去。

‧當恐懼再現：母親十三年前自殺過世

李翌如，三十八歲，服務業。

自從養了六年的寵物兔「巧巧」生病，每當下班坐上捷運，李翌如就會心悸、手抖，愈接近要下車的那一站，她愈害怕回家。

雖然看過數間動物醫院，醫師都說只是輕微的皮膚病，另外檢查出子宮病變，在年紀大沒結紮的兔子很常見，不必緊張，她仍遏抑不住巨大的恐慌與焦慮，擔心巧巧在家裡會不會出什麼狀況。

恐慌感漸漸擴散，在辦公室常因主管或同事的幾句話，情緒極度低落，必須躲進廁所，下班一回到家淚水就彷彿打開開關，哭到疼痛脫皮。

當罹癌並重度憂鬱症的母親自殺去世時，她卻沒有流太多淚水。「一直到去年我哥才跟我講，很多親戚在背後說為什麼自己爸媽過世都不會哭，好冷血。」李翌如苦笑著說。

那年她大四，某天清晨父親邀母親去公園運動。父母罕有結伴出門的時光，這是最後一次。

兀自坐在椅子上看報紙的父親，回過神來已經找不到母親的身影，家人四處搜尋未果而報警，中午接到派出所通知，在河邊發現一名符合家屬描述特徵的屍體，疑似跳橋輕生。

「看到警方的照片，我爸跟我哥傷心的反應非常大，我卻完全相反。以前會跟別人說那是因為我還沒有接受，後來自己的解讀是，知道她這樣不痛苦了。」李翌如說。

她不害怕讓別人知道母親自殺過世，卻不願回想前面的過程。身為母親生前的主要照顧者，她每天背負著精神壓力，看著化療和精神科藥物帶來的強烈副作用，以及壓抑而苦悶的生活，用盡氣力卻絲毫無法減輕至親從肉體到心理的痛苦。

在過世前的一次嘗試自殺未遂後，她晚上會把母親的房門打開一個縫，自己睡在客廳，夜裡一直醒來，以確保母親沒有跑掉或出事。

「沒辦法跟任何人解釋，沒有相同經驗的人不知道那是什麼感覺，每天一覺醒來，旁邊有人一直跟你說，拜託讓我死，一直重複她有多麼不快樂，你會覺得，究竟可以給她什麼？真的就是送她去死嗎？」

大部份親友的反應仍是疑惑、不能接受，「我爸說：『奇怪，追蹤檢查都很正常，化療不舒服我知道，但為什麼不舒服到會想死？』那是沒有人有勇氣跟他講，是因為你啊！」

祖父早逝，李翌如的父親把守寡三、四十年、照顧公婆與養育諸多小孩的祖母當作妻子的理想典型，可是身為老么的母親，從小不用做太多事，無法符合丈夫的想像與期待。不快樂的母親曾經帶著李翌如參與加宗教活動追求自我認同，有一陣子晚上聚會頻繁，父親為此不滿發生爭吵，甚至將母親鎖在家門外。

「在我看來，他們完全是兩個不一樣的人被硬綁在一起，有時問我媽要不要離婚，她說過很經典的話：『我是為了你們兩個小孩』。從外面看，我爸一切正常，工作負責、無不良嗜好、無外遇，不構成大家覺得的離婚條件，那個年代沒有個性不合這件事。」李翌如說。

因乳癌而切除淋巴後，由於手臂沒力，李翌如都要幫母親洗澡，一面洗母親一面向她道歉；雖然程度不同，彷彿連結起她現在的狀況，陷入恐慌與憂鬱的這一年來，也在不停地向他人道歉。

十多年過去，生病的兔子再現了當年的恐懼。

「會害怕一個生命交在我手上，那是我可以控制卻失控的事情，擔心眼前生命隨時都會消失。自殺者遺族最常被問到，你們當初為什麼沒有阻止他？就算別人跟你說他們懂，也沒有用，就是覺得自己沒有照顧好。」李翌如發現自己身心狀況不對勁後便前往精神科就診，現在仍固定每月一次到醫院做心理諮商，透過與心理師的對談，一步步從家人關係與自身性格釐清問題的根源。

鮮少和她討論母親自殺的哥哥，則在二〇一七年主動報名參加馬偕醫院自殺防治中心開辦的「自殺者遺族說故事團體」，開始向她分享其中的所見所聞。從小疏離的兄、妹、父三人，經歷過針鋒相對的過程，終於隨著時間可以平心靜氣地聊天，李翌如甚至偶爾會陪父親上市場買菜，只是能重新相處的時間才四年多，父親就突然倒下猝逝。

隨著辦公室座位旁的同事突然自殺離世，加上個人經濟上的壓力，憂鬱的霧霾這陣子將她重重困鎖，藥物失去了效果、旁人加油鼓勵的話語背後，流露出對心理疾病的不解，自己沒有存在必要的念頭揮之不去。李翌如有時望著乖巧的巧巧，多麼希望牠有一個更好的「僕人」。

・一生的對話：父親三十四年前自殺過世

游賀凱，三十八歲，中學輔導諮商中心組長。

從心理系課堂到研討會分享實務工作經驗，當游賀凱這幾年在一些不同場合讓自己的故事現身，總有少數一兩個人在會後靠近他，打開緊閉的黑盒子——自殺，無論自身意念或親友遭遇，這禁忌般的話題幾乎沒有任何機會與其他人討論。

在彼此共感的安全狀態中，才能問、才能講、互相回應困惑。彷彿一種儀式，留下聯絡方式後，游賀凱會將他的碩士論文寄給他們。

「人們只問死者能否安息，但我更在乎的是還有知覺、還有痛感的生者。可是這件事情很貧乏，當我們談論自殺，都是在談防治自殺，在這個系統下面，常常就變得是在處理問題。可是我們會說上話的這些人，有的跟我一樣有過想死的念頭。能不能，我們不用馬上跳出來說『你不應該想要自殺』；親人自殺過世的人，也可以說出他的經驗，不用有人跳出來說『你不要那麼難過了』。」

游賀凱小時候會恨父親，為什麼要把他留在這個世界，也想過，自己一定不夠可愛或做錯了事，爸爸才會自殺。父親在他五歲就離世，生前種種早已不復記憶，唯獨那「相互虧欠」的情感，橫亙著他直到大學畢業的人生。

「體貼了生者似乎就評判了死者的作為，包容了死者似乎就背棄了生者的哀慟，你要怎麼辦？」

這猶如進退失踞的為難，在他決定以論文書寫碰觸家族不願提起的傷口，訪談親人以重建對父親的記憶時，更加難以承受，「他們不只是資料取得的對象而已，還是我的親人，想知道更多，碰下去大家又會難過，這有點殘忍。」

被獨自留下來照顧兩孩子的母親的怨懟、爺爺對於兒子期待卻失落的憤怒、奶奶用臺語形容的「肝腸寸斷」，他無力改變，但對於年輕的家族成員而言，因為寫出來，這成為不需藏起來的秘密，建立起嶄新的關係，「至少開啟了我們回到『有自殺的生活』，既然是生活，就應該是想談就可以談。」

當生命經驗能被直視，遺族也看見身旁生者家屬的自責、不解、難過、痛苦、恐懼……，在此之前，這些情感在社會中無處安置。因為沒有成功地防止自殺，因自殺死了親人的群體，是自殺防治下的「失敗者」。

寫論文的過程中，游賀凱嘗試調閱父親在精神科就診的病歷資料，輾轉用電子郵件聯絡上當年的主治醫師，對方除了對二十多年前自殺過世的病人不復記憶表示遺憾，還在回信的最後善意的向他提出就醫建議，但他沒有需要就醫的建議，他覺得那好像在說遺族是生了病的人。其實，「對於你父親的去世，我感到難過」，足矣。

在尋找父親的路上，他並不是沒有想過，做下最後選擇的原因，但當每個人只能在有限心智與詮釋觀點找到一個說法，所謂的理解，很可能只剩「誤解」。

因此即便完成論文，看似與已逝父親進行了深刻對話——「互不相欠」，用游賀凱自己的形容，他仍清楚自己並不明白父親在自殺瞬間或之前，到底在想什麼、為什麼做這個決定，「我二十六歲寫完論文，他在三十五歲走時，是兩個孩子的父親、一位女士的先生，我知道我跟他完全不同，離能夠真正理解他的路還那麼遠。」

但這件事已不再僅是傷害，而是定下了一個錨，為他測量生命的刻度。

從事學生輔導工作的他，接觸懷有自殺意念的學生時，能夠知道，在最後的那個時刻來臨前，還可以有多少努力的空間；身為帶著相同血脈，在家族被期待的男性角色，面對生涯的不同抉擇，他時刻留意會不會進到類似父親的困境裡，「像拿到一個功課，可是做不完，不是不會寫，而是一題寫完又一題。」游賀凱如此描述身為自殺者遺族的意義。

年滿三十六歲的游賀凱已經超越了父親在世上的年歲，他也成為兩個孩子的父親，「以前會與父親在想像中對話，遇到困難的時候會想，那你會怎麼做？但現在過的每一天，他的人生從來沒有機會遇到。他已經比我年輕了。」

他最近的功課，是跟孩子談死亡。

當他們在電視生態節目中看到動物死亡，游賀凱自然地對四歲的大兒子提及父親之死，「那你爸爸跟這些動物一樣去了某個地方嗎？」還無法理解什麼叫自殺的孩子，天真地問到，「我說對，他應該跟牠們在一起，『那你會不會想你爸爸』，我說會想，兒子說：『我也會想你』。」游賀凱說。

・你並不孤單——自殺者遺族的團體治療模式

這群被留下來的人，在一九七〇年代首次被美國自殺防治中心創辦者，開創現代「自殺學」（Suicidology）的心理學家史奈曼（Edwin S. Shneidman）稱為「自殺者遺族」（Survivors of suicide）。

Survivor，「倖存者」之意，傳達出自殺者遺族猶如歷劫歸來的人們，面對全新的生活，卻已被災難性事件烙上無可磨滅的印記。

「自殺者將其心理的骨骸（psychological skeletons）放置在遺族情緒的壁櫥（emotional

closet）裡，他審判了留下來的倖存者，得處理許多負面感受，深陷在參與了自殺行為實際或可能角色的想法，或者無能阻止。這是極大的重負。」史奈曼曾經寫道。

與因疾病或意外事故身亡者親屬的經驗大不相同，親友自殺比其他類死亡的影響更難面對，困惑、無助、憤怒、恥辱、被遺棄、罪惡感、強烈而持續的悲傷……各種複雜的情緒交織纏繞，或者陷入長久的沉默，「冰凍」在自己的傷痛中。

最大的原因是，找不到意義。

「人遇到事情總想問：為什麼？他殺可以怪兇手，自殺要去怪死者嗎？還是怪自己？『主客關係』變得非常不確定，就算看到遺書，絕大多數的自殺理由，都是我們事後想出來的。更深層的意義受到衝擊，人生被解構了，有時甚至危及自我的生存價值，使得部分遺族也會產生自殺意念或行為。」馬偕醫院自殺防治中心主任方俊凱說。

史奈曼主張，每一人自殺至少會影響周遭六位親友。他並開創出「心理解剖」（psychological autopsy）的方法，運用類似田野調查的方式訪談自殺者親友，解讀日記、遺書等相關檔案，重建自殺者的生命史，被譽為自殺研究的里程碑，他最著名的案例是參與一九六二年瑪麗蓮．夢露的死因調查，最後做出自殺的結論。

近三十年後，此一研究方法首度運用在臺灣，現任中研院生物醫學科學研究所特聘研究員鄭泰安，從一九八九到一九九一年在東臺灣完成一百一十六名心理解剖案例，從中發現，自殺死亡者的一等血親當中，有自殺行為的比率比一般人高十四％，有家族自殺史的風險也較一般對照組高五倍。

・自殺防治框架中，「不合身」的親友關懷

由於較高的自殺風險，對於自殺者遺族的關注，大多集中在自殺防治的面向。臺灣的自殺防治策略中，針對高自殺風險者的「指標性策略」即明文提及「自殺者親友的關懷」。專責自殺高風險個案的自關員，常在工作現場遇見此一族群。

「自殺防治很像打仗，要在緊繃的節奏與情緒中很快做出反應，不管好言相勸或威脅利誘，用盡一切方法先降低個案的自殺風險；相對來說，遺族的節奏很緩慢，悲傷的情緒帶著很多愧疚，需要耐心等待。」桃園市生命線協會社工督導陳冠伶說，她擔任自關員的經歷超過五年，近年接觸到遺族時，發現這群人迥異的特質與需求，在現有的自殺防治框架中，十分「不合身」。

「由於遺族服務跟自殺防治綁在一起，所以也只能用現有的量表檢測，可是那些問題是

針對自殺企圖者設計，睡得好嗎？會不會很緊張？會不會覺得自己比不上別人？這些可能只是一角，卻無法反映出遺族會有的悲傷、自責等情緒，常覺得問起來很奇怪。」陳冠伶說。

目前自關員在面對個案時，多會用俗稱「心情溫度計」的簡式健康量表（Brief Symptom Rating Scale，BSRS-5）進行初步評估，這套量表背後依循的是精神醫療的篩檢概念，情緒感受經過量化後一旦超過某個範圍，就需要進一步由專業心理諮商或醫師協助。

「當他的家人兩個小時前才跳下來，我們要打電話過去說些什麼？而人家才剛要百日，我們三個月的結案時間卻已到來……在與遺族接觸時充滿各種尷尬、疑惑與害怕，導致後來大多僅形式上的打電話或傳簡訊，很快結案。面對這種悲傷情境時到底要怎麼辦？大家還沒有準備好。」陳冠伶說。

意識到此一族群的特殊性，桃園市生命線協會在二〇一六年申請聯合勸募的經費補助，專責服務自殺者遺族，這幾乎是全國僅見。陳冠伶坦言現在還在練習怎麼與遺族互動與回應，過程中有的情緒暴怒、有的沈默不願再提、更多的則是道謝婉拒。從這一年的一月到十月，她陸續接觸了六十多位遺族，至今還保持聯繫的有十四位。

・從故事的共鳴中，重新建構意義

二〇一七年八月時，她邀請遺族聚在一起，訴說、交流彼此的經驗，因為各種因素，能踏出家門的並不多，儘管最後只有六位出席，在連續兩天的活動裡，經由曾帶領相關團體的社工引導，讓她親眼見證只在教科書上看到的「普同感」。

「他們剛好都有一樣的經驗，有一個人描述孩子死掉時的狀態，另一個人就會回應說，對，我孩子死掉時身體也是這樣……因為這件事很難對外人說，在那個房間裡講出來，發現居然有人可以知道我的一些些感受，別人也有類似的痛苦、自責，不是只有自己做得不好。」陳冠伶提到。

此一團體治療模式的「原型」，正式名稱為「遺族說故事團體」，源於方俊凱在二〇〇四年前往美國「死亡教育與諮商學會」（Association for Death Education and Counseling，ADEC）觀摩學習引進國內，並於馬偕醫院自殺防治中心每年舉辦至今。

自殺者親友對於自身經驗普遍難以啟齒，要如何促成信任關係，進而連結與凝聚起這個群體，是帶領說故事團體的首要考驗。

「把禁忌都打開，不要批評、不要建議、不要安慰。」馬偕醫院自殺防治中心諮商心理師周昕韻強調，她是遺族說故事團體的引導者，「很多人一開始會抗拒，或者只願意講編造的情節，但當參與者發現，說了這麼悲慘的事情，居然沒有人批評，而且得到很多回應：『其實我也有這種感覺』、『當時我也很氣』、『原本認為應該關心我的人反而這個時候遠離我』、『當時我們家儀式也辦得很隨便草草了事』……一講出來怎麼大家都很像？活生生的夥伴就在面前，不再孤單一個人承受這些感覺。」

以往專業者通常站在相對高的位置，案主的角色比較弱勢，需要被幫助，但透過說故事的敘事治療——屬於一九八〇年代後期由美國發展出來的「後現代心理治療」取向，顛覆了這層關係，相信意義是在當事人身上，重視其主體性。

專業者的角色並非解決問題，而是不預設立場地從旁陪伴與提供意見，周昕韻形容是用「共鳴」一起工作，「講到難過的地方，我也會跟著一起落淚，如果關掉情緒，就太遙遠了。但除了接納他們的失落與悲傷，更重要的是幫助練習如何尋求改變，比如幫他把沒說出來的心情點出來，或針對這個故事再多一些著墨，一開始也不太懂，幾年下來，才知道我們做的是『重新建構意義』的過程。」

・自殺防治與遺族關懷的矛盾

然而，當自殺防治訴求的是「自殺不能解決問題」，另一方面，自殺者遺族卻需要學習接受與理解，親人選擇自殺是自由意志的展現，專業者夾在兩種對立的觀點中，常常充滿矛盾與衝突，很難定義出一個既有的方法與模式來服務自殺者親友，因此多年來幾乎沒有其他的機構或團體願意長期投入相關領域。

「大家認為自殺是件不好的事情，但若已經發生，無法改變，祝福逝者，才能讓活下來的人更好過。」現為全職媽媽的呂欣芹說，她曾參與馬偕自殺防治中心於二〇〇五年的成立，擔任方俊凱的助理，身為自殺者遺族的她，使得許多有同樣處境的人前來尋求協助。結合自身生命故事以及其他遺族的訪談，呂欣芹與方俊凱合作寫下臺灣第一本以自殺者遺族為主題的專書《我是自殺者遺族》（文經社，二〇〇八），歸納出自殺者遺族會出現的心路歷程，並具體指出可行的療傷路徑。

雖然同是從事遺族輔導工作，兩人對於能否「祝福」自殺者這件事，最初卻有很大的歧見。如果尊重親人的選擇，似乎也就贊同了自殺行為，甚至間接增加遺族的自殺風險，因此站在自殺防治的立場，雖可同理，卻不能同意，遑論祝福。

「大部份所謂的專家，他們都沒有真正經歷過，但如果內在反對，你的同理是假的。」呂欣芹強調，「同意死者自殺，就是幫助生者控制悲傷，與悲傷共存，人會變得堅強，儘管石頭一樣重。我跟方俊凱說，先分辨你現在面對的是什麼！遺族面對的百分百是個死人，沒救了！同意他死，因為已經死了。就像盡了一切醫療努力都無效的病患，送進安寧病房後，醫生不會急救一樣。」呂欣芹說。

・自殺個案關懷訪視員也是「專業者遺族」（Clinician Survivors）

「馬偕自殺防治中心直接投入這個領域的工作，除了服務遺族、防止下一個自殺的可能，同時也是支持團隊的成員。」方俊凱說。

每個自殺防治的工作人員或多或少都會遇到個案死亡，成為「專業者遺族」——這是方俊凱於二〇〇六年參加美國自殺學會（American Association of Suicidology）首次聽到的概念。

二〇〇一年，他升主治醫師的年代，適逢臺灣自殺率連年攀升，短時間內接連著一波波自殺潮，見證著許多病人自殺死亡，「最久只維持十四個月無個案自殺，有一年，平均每個月死掉一位。從理性上知道自殺有其病症與現實生活的關聯，可是從另一個角度看，我們會想是不是少做了什麼，是不是之前藥物給的不足、關懷不夠，所以才會自殺？造成自己在現實與理想狀態中各方面的衝擊。」方俊凱說。

在自殺防治網絡第一線的自關員，往往承受與累積最多也最強烈的創傷。

「有同事才跟個案見面，過了一個週末，再聯絡就是配偶詳述其自焚身亡的場景，『你不是才答應我的嗎？』，新進的同事崩潰地喃喃哭著，才活生生在面前的人，一下子變成這副德性，難以承受之下立刻離職。」曾擔任兩年臺中市自關員的吳姿儀感嘆，身為團隊中最資深的成員之一，見到身旁一個又一個剛畢業、懷抱助人熱誠的年輕人，滿是傷痕的離開，甚至在心中留下一個不願提起的過去。

深陷在黑洞的自殺者，有時連經驗豐富的心理諮商師或精神科醫生都難以幫上忙，但在現今的自殺防治策略中，所有被「通報」的最高風險個案，都落在全國一百二十六名自關員身上，許多才剛出社會，在沒有健全的心理建設與專業訓練的情況下，快速被消耗殆盡。

從中央、地方再到執行單位，自殺防治工作經過「層層轉包」（包括自殺防治中心都是委託民間的憂鬱症防治協會辦理），連帶的也將責任專業委外，缺乏整體與長遠的規劃，更使得第一線的自關員，猶如手無寸鐵的士兵，在一個又一個緊急案件中疲於奔命。

「自殺防治中心的角色大多只是搜集一些數據，每年辦活動喊口號，和第一線有強烈的斷裂，常跟我們說，有問題就轉介，但要轉介去哪？都沒有明確的指引。很多單位對於我們是誰，在做些什麼，都還很不了解，比如當個案要自殺時，聯絡警方破門，仍然常常被拒絕。」陳冠伶直指自關員目前工作上處處掣肘的現況。

客觀的勞動條件不佳，前線人員又得時時面對個案死亡的巨大壓力，對現階段自殺防治工作等同雪上加霜。

吳姿儀在兩年的自關員工作中親身接觸兩百多個企圖自殺者，有時個案打電話來說正站在頂樓準備跳下，得一面與其保持通話安撫情緒，一面請同事聯絡警察、定位地點，又或是在訪視的過程中，遇到情緒失控的個案持菜刀從廚房衝出來，與同事嚇得連鞋子都來不及穿地拔腿狂奔到大馬路上……

「我幸運地沒有遇到個案自殺身亡，但心裡總是擔心，有天若碰到該怎麼辦？當個案真的自殺走，自關員也會產生類似自殺者遺族的情緒，但工作的責任只能讓他們忘記受挫，傷口依舊在那裡。」吳姿儀說，那時她平均每月手上有六十個個案，並得花許多時間頻繁出外訪視，沒有任何時間與空間處理緊繃的精神壓力，並對無力照顧受創的新進同事而心懷愧疚。

鑑於自關員因工作緣故而頻繁感受到類似遺族的心境，馬偕自殺防治中心在二〇一七年底特別針對這群專業工作者，舉行「專業者遺族」的說故事團體，每位參與者分享一件死亡個案的故事，如同自殺者遺族在安全、封閉的空間裡彼此訴說、聆聽，把平時沒有機會處理的內在情緒再拿出來好好梳理。

新北市自關員李宛融在十一月初週末舉辦的團體中，講述一位「工作」兩年的個案——同時也意謂著參與他生命最後的兩年，看著對方因案底被家人放棄，常以自殺未遂住院仰賴醫療人員的照顧，以此表達與人產生連結、獲得關注的渴望。儘管李宛融持續轉介其他資源，盡力幫助他不要過度依賴醫療，狀況好時可以工作回到社區，但當個案再度入院，她透過系統紀錄得知急救失敗。而前一天他們才通過電話。

「是不是在那通電話裡，沒有好好談怎麼做？這是我當下的反應，也是大部份自關員遇到個案身亡時，常有的自我質疑。」李宛融說。當死亡長時間如影隨形，挫折與無力就是這份工作不可免的一部分。在團體中，眾人一直分享著，只要做到能力所及的事，這樣的過程就足夠，至於最後的選擇，只能尊重並給予祝福。此外，長期承擔他人生命累積下來的疲累，從心理層面影響到生理，常出現手抖、肢體麻木的現象，因此「自我照顧」也成為工作者的主要課題之一。

「有時候我們會把自己看得太重要，覺得對個案付出很多，但謙虛一點想，有時候他好了，並不是我們做了什麼，反過來看，最後走上這條路，也並非百分之百都與我們有關。自殺的成因很複雜，環境對個案的求生意志有很大影響，自殺的想法跟蒲公英一樣，一直吹又一直來，重要的是，要讓他們知道，怎麼面對自己的意念。」李宛融表示。

近距離貼近生之暗面的遺族和專業工作者，與悲傷及失落同行，在漫長的路途中，若有更多機會彼此訴說與傾聽，或許更能走過沉重困難的生命經驗，繼續前進。

精神疾病並非看得見的身體殘缺或生理損傷，而是由家庭、社會環境、大腦分泌等多重因素交織出的心靈黑洞。除親身經歷外，常人往往難以感受並理解到底何謂精神疾病，以及要用什麼方式與生病的人溝通。

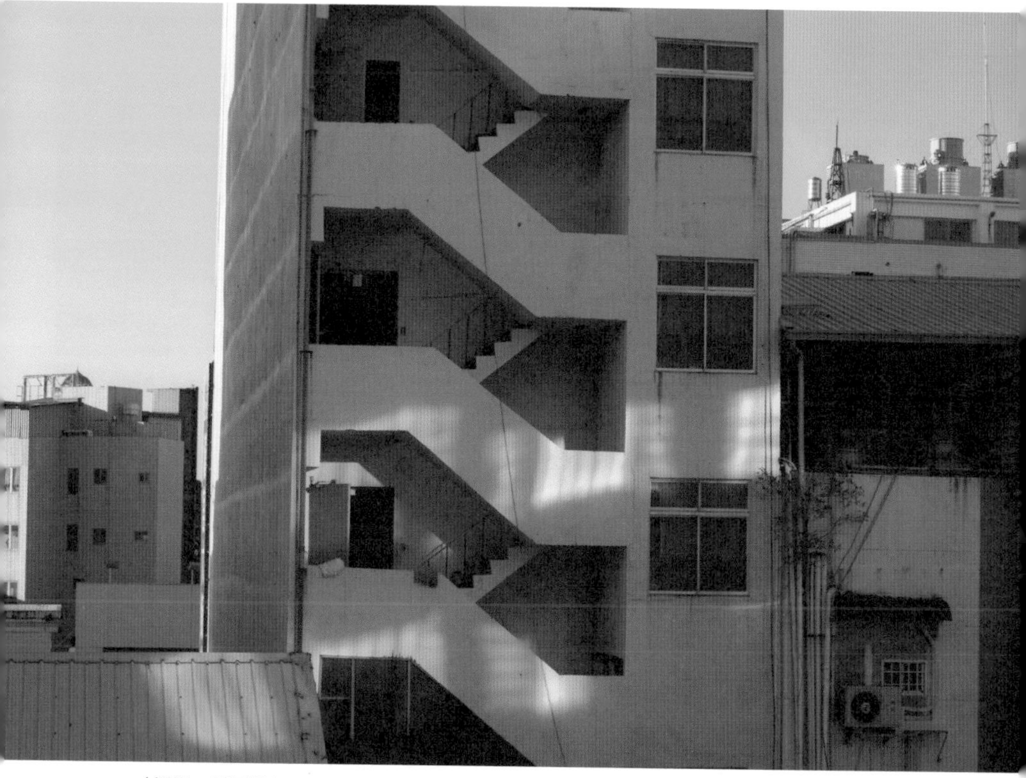

（攝影：曾原信）

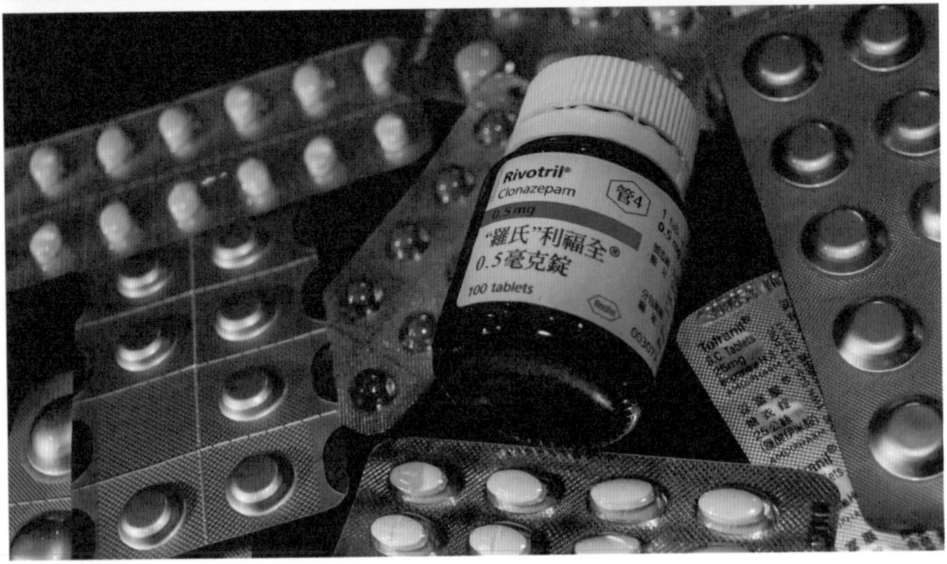
Rivotril®
Clonazepam
管4
0.5 mg
“羅氏”利福全®
0.5毫克錠
100 tablets
Tofranil®

（攝影〔上、下〕：曾原信）

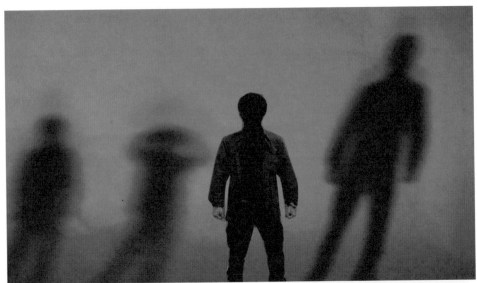

「精神藥物的功能，只是提供重建「可欲的」生活的生理基礎，但終究無法回答：什麼是有意義的生活。這其實有點像哲學問題，一般人都不一定答得出來，但一個精神病人比一般人更需要瞭解生活的意義是什麼。

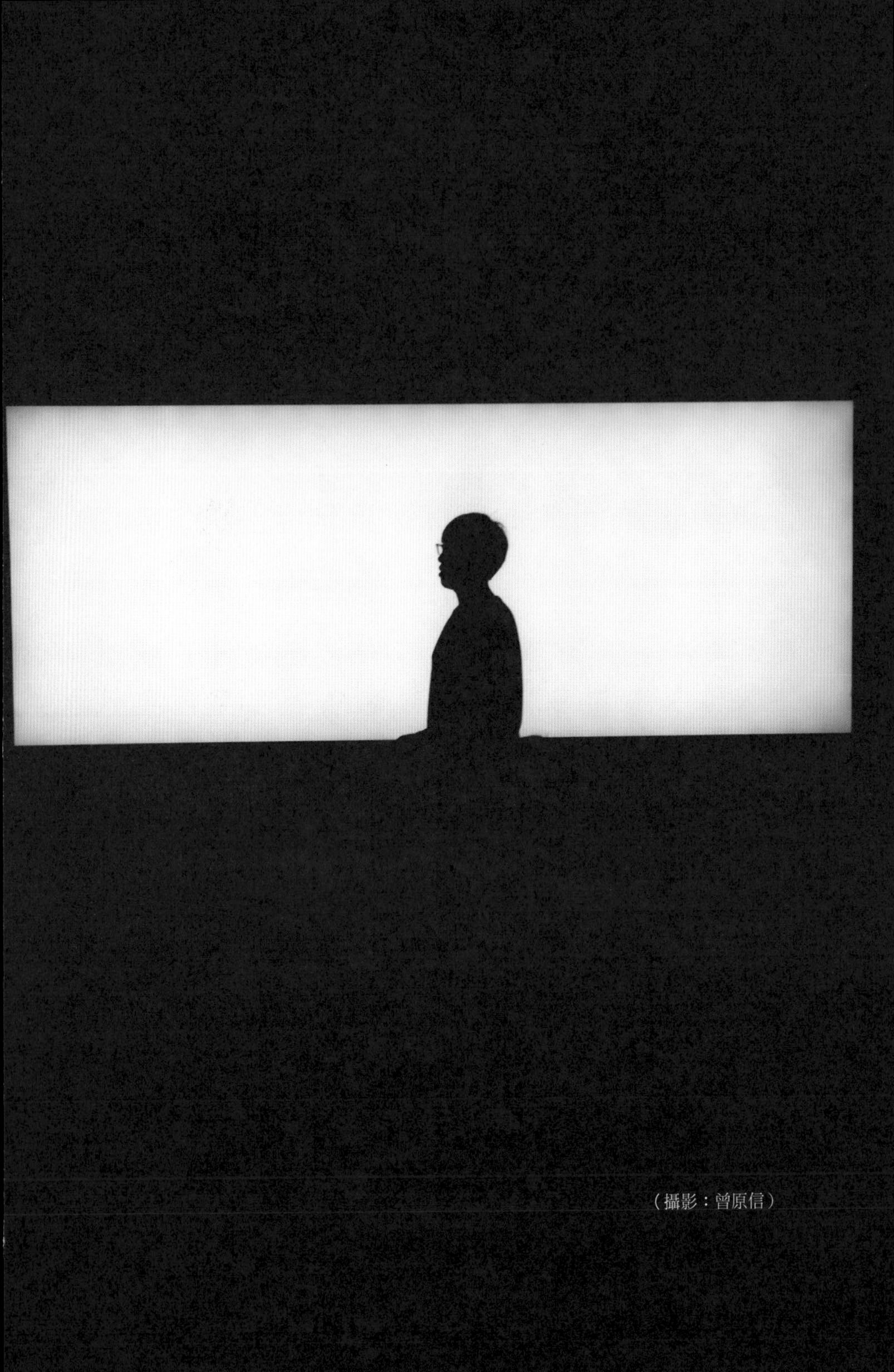

（攝影：曾原信）

「精神疾病和自殺的關係非常密切。過去的研究指出自殺身亡者生前高達九成五都有『可診斷的精神疾病』，但有些自殺行為無論有無精神疾病，急性壓力下，從想法到衝動行為相隔時間可能只有十分鐘。

然而，除了疾病之外，還有早期創傷經驗造成的影響，個體本身長期的衝動性、模仿效應、生活壓力事件、身體疾病因素、致命工具可得性等，共同匯聚造成不幸的事件。自殺危險因子眾多，在臨床上並不存在一種能百分之百有效減低自殺的治療方式。只是，當我們對自殺本身還理解得太少，卻很著急想要找到答案，某種程度上只是在解決焦慮。生命永遠都應當被視為主體。理解自殺，終究還是得回到人跟人之間發生了什麼、人在生活情境裡遭遇到了什麼等等基本探問。當自殺被簡化為『行為』，錯認為是需要被防堵、防治的『病症』時，『人』就不見了。

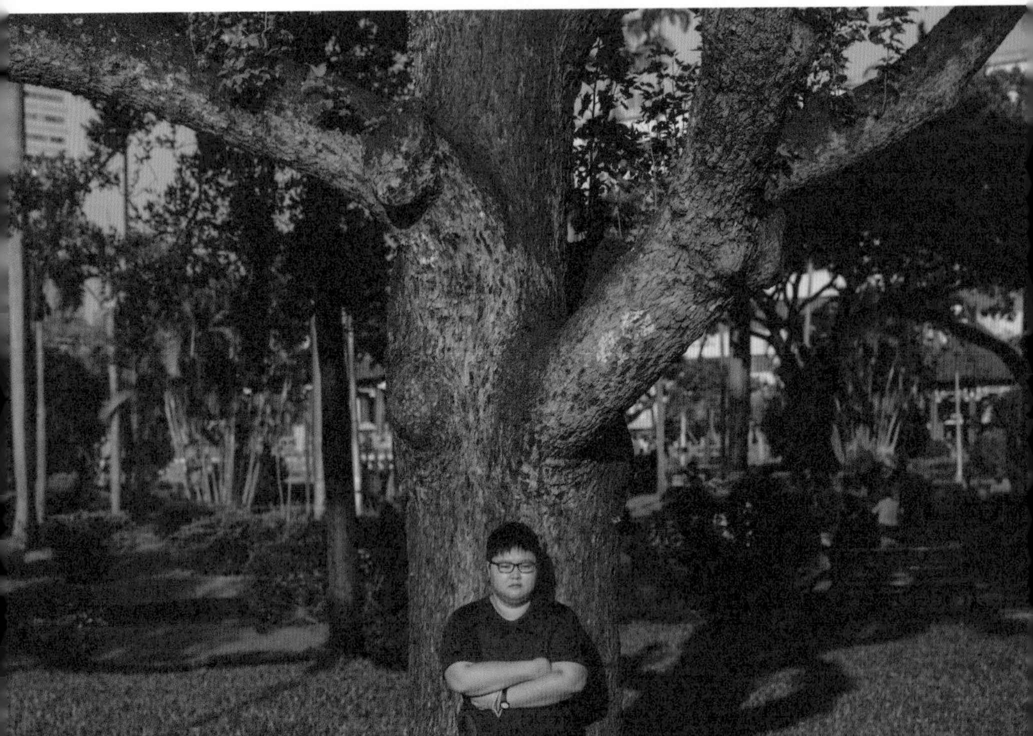

．曾有自殺經驗的林昭生，開始嘗試集結經歷過類似經驗的「同儕」彼此對話，在體制外重新尋回人與人之間的交會，讓精神危機成為一種新的理解，而不只是必須被管控的風險。（攝影：余志偉）

林昭生那天沒跳下去，隔了兩天改由三樓，拿著刀子抵住心臟，腳跟著地，刀子飛走，腓骨與跟骨斷掉。他劇痛中躺在病床上數月，肉體活著，卻真實的經歷了死亡，彷彿通過一個儀式，自殺意念至今再沒有出現，長達十幾年的自傷行為也消失了。

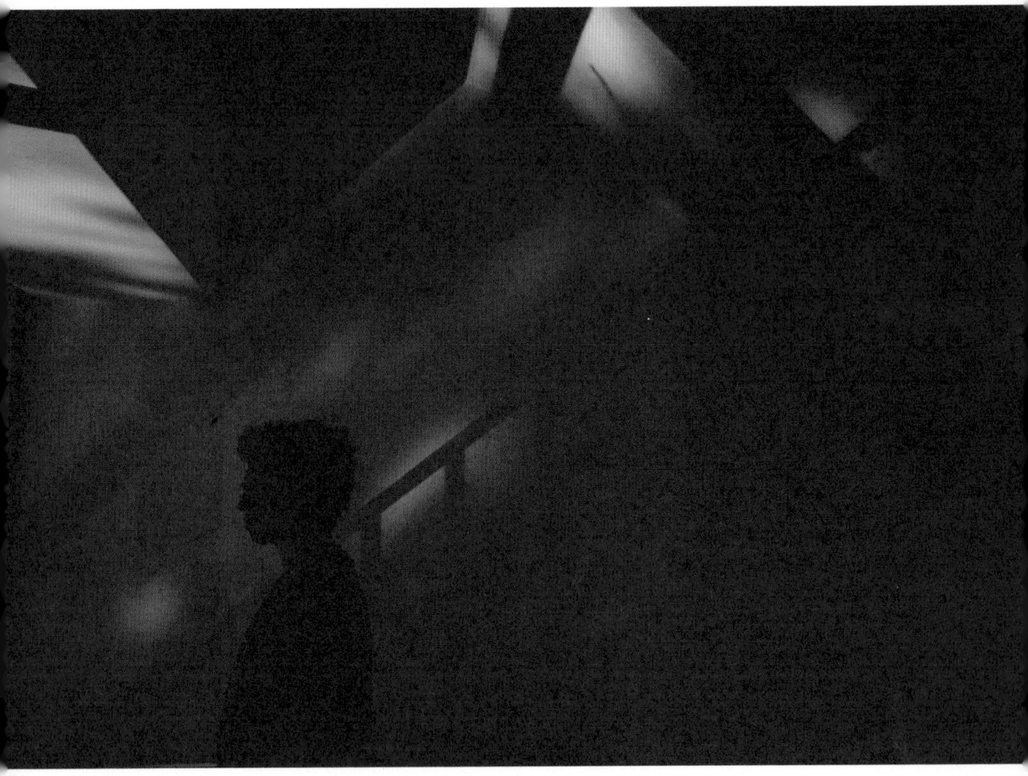

．儘管政府開始調整薪資條件，但多數自殺關懷訪視員十年來的薪資水平依然停留在三萬出頭，像陳奕昌一般留下來的是極少數。（攝影：余志偉）

「自殺關懷員需要具備高度智慧與經驗，時時與個案走在命懸一線鋼索上的工作，在整個社會甚至專業界一直以來都非常邊緣。這具體反映在一年一聘的專案型態，沒有專業證照、也無累積年資升遷的空間。

「在每個棄世而去者背後，都站立著更多不被看見的生者，猶如無聲的影子，他們被烙下永遠的印記——自殺者遺族。」

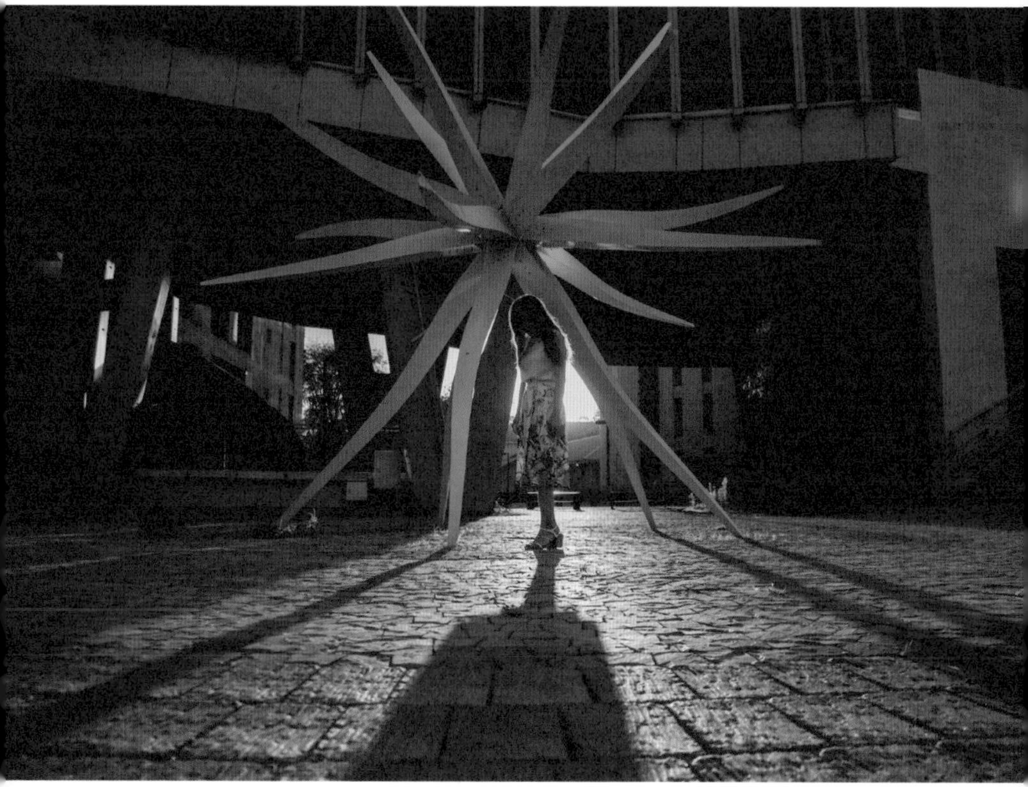

・葉青自殺幾年後，夏雪才意識生者還是要為他人負責，不能再把想死這件事放在心上或掛在嘴邊。即使哀傷如同雪崩，但隨著時間過去，有一天它會變得越來越小。（攝影：曾原信）

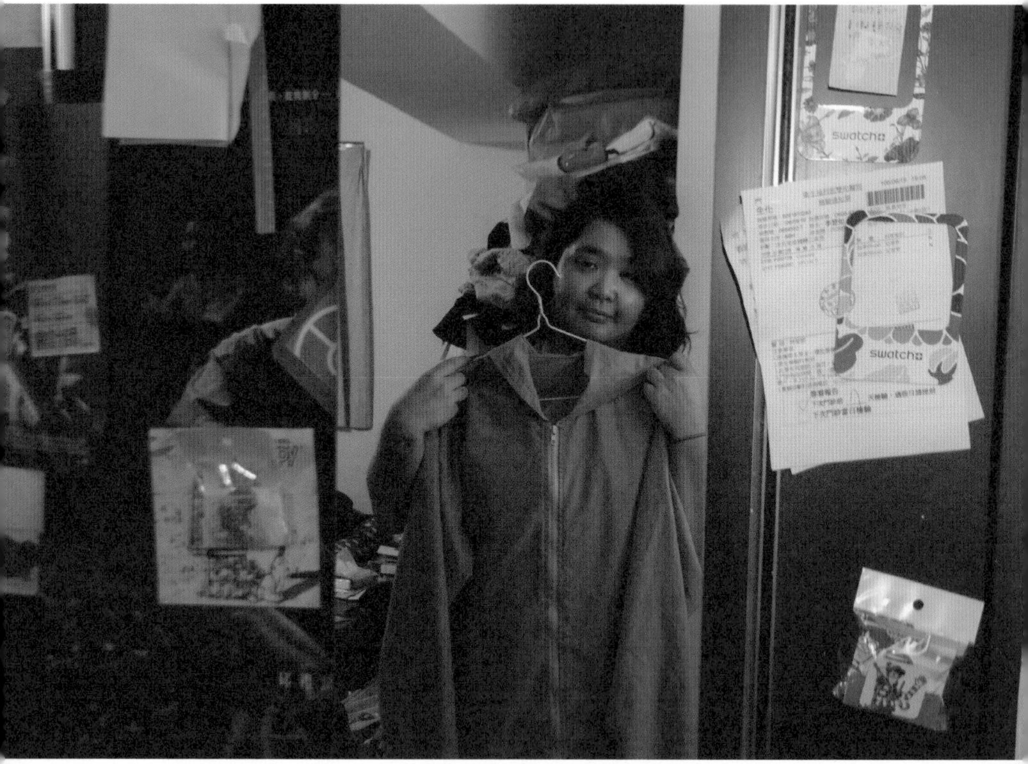

・李翌如不害怕讓別人知道母親自殺過世，卻不願回想前面的過程。（攝影：曾原信）

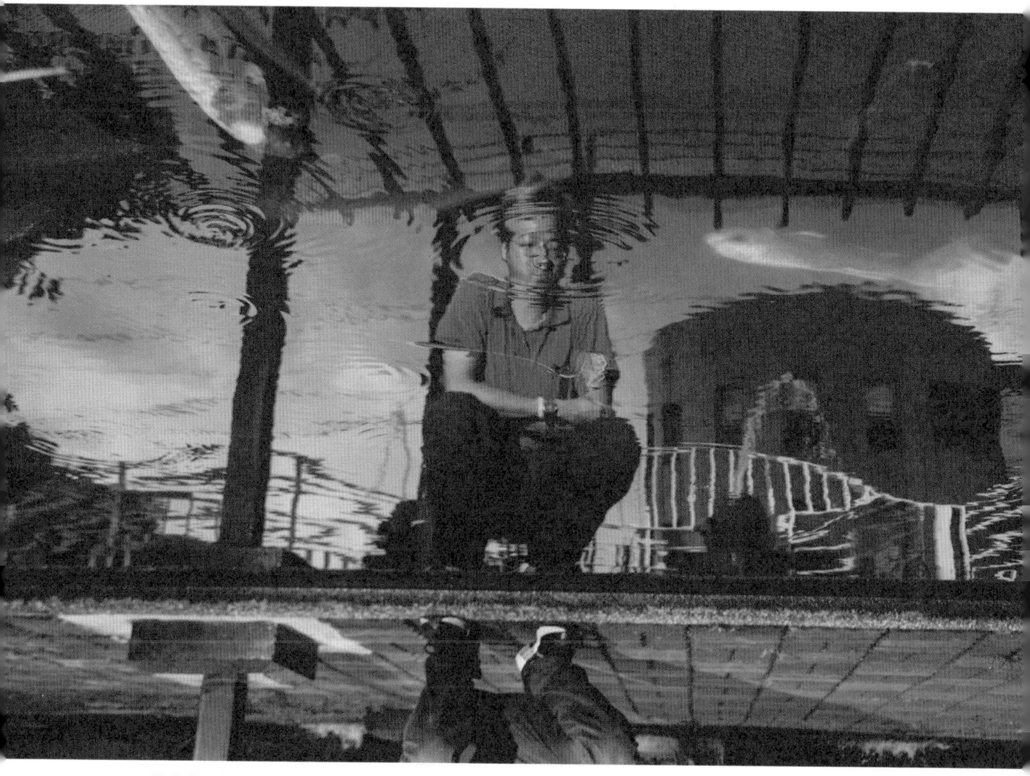

·游賀凱透過寫論文來面對父親的自殺，進而理解自殺者心理。藉此，也慢慢能夠直視自殺者遺族的種種複雜情緒。（攝影：曾原信）

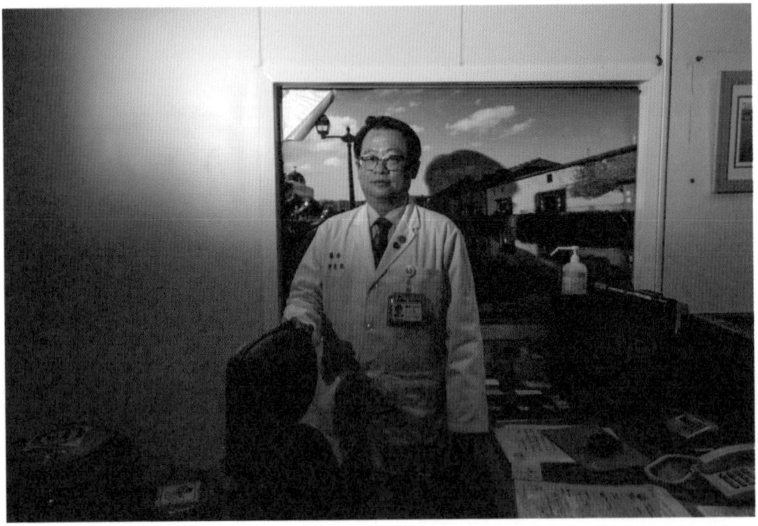

（攝影：曾原信）

「人遇到事情總想問：為什麼？他殺可以怪兇手，自殺要去怪死者嗎？還是怪自己？『主客關係』變得非常不確定，就算看到遺書，絕大多數的自殺理由，都是我們事後想出來的。更深層的意義受到衝擊，人生被解構了，有時甚至危及自我的生存價值，使得部分遺族也會產生自殺意念或行為。」馬偕醫院自殺防治中心主任方俊凱說。

第一部　主體的幽微聲音

第二部　理解之艱難

第三部　排除或接納

曾幾何時，精神疾病與重大社會案件產生越來越多交集？又是從什麼時候開始，在極端的衝突之後，疾病成為大眾恐懼的投射？

當社會位置與生命經驗懸殊的人們，被難以理解的慘劇聯結在一起，我們又該如何近距離直面艱難的生命課題？

關鍵字

受害者與加害者

司法精神鑑定

社區精神病患

一　星星上的小燈泡，照向通往理解的漫長歧路

二〇一六年三月底發生的內湖女童命案，不僅是臺灣五年來第四起隨機殺人事件，年僅四歲的「小燈泡」更是至今年紀最小的被害者，在舉國陷入悲憤與恐慌中，被害者母親Claire在案發後冷靜與理性，每每令大眾動容，卻又對其「非典型」被害家屬反應無比疑惑。

同一年，在一審第二次開庭前夕，我走進小燈泡父母內湖的家中，面對面傾聽、嘗試了解是什麼樣的生命經驗，支撐他們面對巨大傷痛，並期待在事件之外，促進社會進一步對話與思考的契機。

・脫離體制，走向自學的妹妹小蝌蚪

「會想妹妹嗎？」

「還好，無聊的時候比較想。」小蝌蚪想了一會兒說。

「出門的時候因為我們要顧兩個小的，就會讓小蝌蚪和小燈泡在視線範圍內自己去玩，

所以像上次去親子共學團的活動時，她就會特別想妹妹，以前都黏在一起。」Claire 說。

在贊同愛的教育的環境中長大的她，與共同理念的家長在固定時間會聚在一起「練功」，學習如何以更尊重與溝通的方式建立親子關係，並讓孩子練習在群體裡合作互動。

下個學期開始，小蝌蚪就要升上小學三年級了，討論過後決定暫時脫離體制內教育，並考慮參加體制外的自學團體。但由於強調實地的「走讀」，常要移動到全臺各地上課，「以現在的狀況，全家人需要比較緊密地在一起，所以還不一定。」

但至少現階段，Claire 已決定在體制外替孩子尋找教育的可能性。小蝌蚪在上學期當選模範生、孝親代表「雙料冠軍」風波，猶如最後一根稻草，壓垮她對體制內教育的信心。

因為人緣好，在同學互相投票推選中，小蝌蚪當上了全班孝親代表與模範生，但老師發現她的孝親理由只寫了一點太簡略，希望家長補寫三點，「現在的一般小孩哪來的孝親？！光是這個頭銜就很荒謬，照顧弟妹、做家事等，本來就應該全家人分工。每個人都有他好的一面，什麼叫模範生？」Claire 對學校教育早早就賦予兒童的「標籤」無比反感。

．越直接討論死亡，越不害怕

除此之外，學校介入輔導小蝌蚪與班上同學情緒的方式，也與母親的態度扞格不入。

事發後，由於小蝌蚪就讀的國小沒有曝光，大部份家長與同學並沒有意識到小燈泡就是她的妹妹，老師詢問家屬是否要讓班上的孩子知道、需不需要團體心理輔導，「我覺得就當作一般家人的離開就好，應該不用特別強調，但也不用刻意隱藏，小蝌蚪說她還是會傷心難過，也會想跟朋友聊一聊。若很多同學知道了，會害怕，那就再看狀況來處理。」Claire 說。

但或許是亟需「標準作業程序」，導師仍不放心詢問，多少人知道才應該要處理？Claire 請導師與輔導老師討論決定。當小蝌蚪請假一個星期回到班上，校方的作法是發信告知班上所有家長，小燈泡是她的妹妹，但保持平常心，不要特別去關心、談論，避免刺激或再度傷害孩子，讓她慢慢安靜度過。因此同學都知道了，但完全不跟她提及「那件事」，這種「我知道，但是我刻意沒有要跟妳聊」的氛圍，反而使得小蝌蚪在學校的人際關係中，失去情緒的出口。

另一方面，事發後老師便很希望讓小蝌蚪進行心理輔導，即便孩子認為透過平日與家人的相處、對話足矣，幾次輔導後覺得暫時不需要再繼續，老師對此仍很不放心，認為她現在的反應可能是壓抑，可能是模仿大人，也或許是逃避，不代表不需要。並強調孩童面對傷痛不積極處理，可能會在往後幾十年仍舊持續造成影響。

「對於學校的作法，理解，但不認同。大人普遍把孩子想得很脆弱，覺得他們無法處理這種事情，會悶在心裡。」Claire 說。某種程度上，人們面對經歷重大變故的兒童，總呈現無助的形象，無論是小心翼翼不觸碰傷痕，或以專業諮商輔導介入扶持，他們似乎都喪失主體的能動性，只能被動接受「幫助」。

「可能對大多數孩子而言，家人不會帶著他們面對死亡，但我們從小就在帶著她經歷這些。」在「死亡」這個艱難的人生課題上，這位母親以直接的態度，讓仍懵懂的孩子，無顧忌的正面直視。對 Claire 而言，重要的是在生活中自然地面對生命的疑惑，刻意談（校方心理輔導）或不談（班上沈默抑制）都不真實。

小蝌蚪一歲多時，母親就帶她理解死亡。

那是 Claire 的祖父過世，在不影響作息的前提下，從摺蓮花到告別式，她都帶著孩子參與家族第一場喪禮，包括二月祖母過世，也一起去看冰櫃裡的大體。「姊姊這兩三年陸續經歷了我祖母、祖父、姨婆、舅公，以及爸爸祖母的過世，一般臺灣人會覺得『囝仔人不要去這種所在』，但我和先生兩人想法一致，越直接地討論死亡，就越不會害怕。」

小燈泡出事後，姊姊一直很想看她，當遺體從下午四點到晚上十點修復好，爸媽立即在深夜帶小蝌蚪赴第二殯儀館看望妹妹，「她能接受妹妹就是離開了，就像阿祖、姨婆過世一樣，永遠看不到。有時候孩子的理解跟我們的理解不一樣，也會一起聊聊我們所不了解的，比如他們都到哪裡去，會不會在天堂或另一個沒有人知道的地方見面？」

「對於孩子的種種，包括死亡，我們不刻意但也不逃避。我們會花很多時間盡可能討論、解釋，關於生命、宗教其他種種，不會說這些事情小朋友不用知道等長大後再說，或許因為這樣，她對小燈泡的離開比較容易面對，很多時候不去談論，反而會讓想法無限蔓延。」

「王景玉說殺一個四川小孩就會有四川女孩找他傳宗接代，有沒有可能因為他對於『傳宗接代』的疑問，在家裡沒有機會得到回答，最終自己想出解決方法？」Claire 問到。

・非典型家庭教育滋養，同理心萌芽

從案發當天於媒體前的公開聲明，到鄭捷伏法後，在部落格批評政府除了判刑與執行更應該深究無差別殺人事件背後成因，Claire 未囿於「家屬因不幸遭遇，崩潰痛哭控訴加害者

的罪大惡極」，反而有意識地穿透表面犯行，直指層層崩落的家庭、教育、社會結構，那些一再將邊緣之人推向極端的現象。

「無盡的想念與傷心，但我其實並沒有那麼多的憤怒和仇恨。他到底怎麼了，這些人他們的故事是什麼？是什麼讓一個曾是單純善良的孩子，長成這樣？才是我更想知道的，而不是他造成的結果以及處罰。從以前到現在，他的家人怎麼對待他？如今做出這麼誇張的事，國家要如何看到矯治這件事情？但沒有人應該被放棄，現在似乎只能靠他的父母，但若他的家人也不關心，那該靠誰？」Claire 強調。

小燈泡媽媽的冷靜與理性令許多民眾心疼、敬佩不已，某些訴求與觀念卻因大大超過人們對受害者的既定印象，伴隨而來的錯愕與不解，在網路公共空間浮現質疑，尤其被害者想要理解加害者，更是鄉民式的素樸正義所不願見到的；對死刑議題暫且「存而不論」，不明確表態，更馬上被當時的國民黨政策會執行長蔡正元稱為「廢死教徒」、「值得研究的心理疾病案例」。

「我以前其實不知道自己這麼奇怪，事發之後，才發現我竟如此另類！那些都只是自然反應，所以我也不懂為什麼許多人這麼偏激、沒有同理心。慢慢從與更多人的對話中，愈來愈理解，或許從小的家庭教育就已經十分『非典型』，所以造就了一個非典型的我。」Claire

說。

成長於苗栗鄉下的她，有著無憂無慮的童年，家族眾多同齡小孩都給阿嬤帶大，一群孩子共同成長、玩耍的美好經驗，使她早早就開始擘畫完美家庭的圖像，由於上頭只有一位哥哥，夢想著最好要有兩男兩女，讓兄弟、姊妹有伴可以講悄悄話。

而母親對待孩子的方式對她更有很關鍵的影響，「一直覺得我媽媽很偉大，即使是我，也沒有像她如此全心全意在孩子身上，從小到大一直覺得自己很幸運。」Claire 說。

擔任老師的母親，以溝通代替打罵，並會用心傾聽、與孩子對話，從考試成績到談戀愛，都全然尊重孩子的意見，在上一輩的教養方式中十分罕見。即使小時候在充斥「標準答案」的學校裡不太快樂，卻因為家庭的守護與支持，而得到身心的平衡。

「記得國小一年級數學課剛開始教到加法時，有一題是三個人每人有兩支鉛筆，總共幾隻，因為哥哥的關係，我已會用二乘三，老師卻說因為乘法還沒教，所以不能這樣寫，只能用二加二加二來算，我當下的反應很氣憤，但回到家裡，媽媽花很多時間疏導，讓我了解我沒有錯，但是老師有他的立場，那種不平的心理才得以平復。」

沒有絕對的誰是誰非，而是在現實中看見與理解差異，並接受不如己意的侷限。

小時候一個看似沒什麼大不了的片斷，卻是記憶裡的深刻註記，如今回頭省視，當年還不知抽象的「同理心」為何的孩子，已在日常的經驗中，縮短自我到他人處境間的距離。

鄉下有許多來自不同家庭背景的學生，不管是缺乏家庭溫暖、沒錢吃飯或買參考書，母親皆為這些弱勢學生的關心與付出，Claire 從小就看在眼裡，「媽媽會講述一些學生的情形，和他們家裡的情形，我在猜，讓我在看待不同的人時，有多一些理解，因為從小到大就是這樣，也沒有覺得自己特別奇怪。」

・選擇艱難的道路　拒絕廢死／反廢死的二元對立

結婚以後，這種怎麼看待「不同的人」的態度，常造成夫妻之間的爭論。

「以前每當看到一些社會事件裡，所謂的『壞人』比如鄭捷，他會覺得那種人罪大惡極，不需要了解，但我認為我們看到的畢竟就是片斷，他絕對不應該，但會去問他到底怎麼了？為什麼做這件事情？而他會覺得『妳在搞什麼，這種人本來就是壞、就是活該，怎麼可以幫他說話？』」Claire 說。

「我比較一般人，看事情看得很淺，但是已經偷偷被妳影響了……」先生 David 在一旁羞赧地說，「小燈泡事件發生，當自己成為社會事件當事人，她第一次在媒體前公開發言前，我們事先並沒有討論，但很能接受也認同。」

二〇一六年六月二十三日第一次開庭前，David 發表〈小燈泡父親庭前聲明〉，清楚寫出從在女兒覆蓋白布的身軀旁，欲手刃惡人的悲憤，如何轉化為深沈的叩問：「司法在消除兇手之前，應該先問為什麼整個社會在他墜落殺人之前沒有接住他？」籲求政府從「家庭、教育、社工、衛福、警務等」各個面向著手，避免恃強凌弱的社會環境再製造另一個不知何時會再發生的隨機暴力。

在每遇相關議題，就被操作為廢死／反廢死的社會氛圍中，他們避開斬釘截鐵的簡單答案，「選擇艱難的道路」，在隨機殺人事件頻繁程度與日俱增，民怨沸騰之際，無疑十分刺眼。

在觸不到實體的網友與看熱鬧的鄉民之外，David 與 Claire 最大的壓力來自長輩。「雙方父母對我們種種公開的言談、帶小朋友去看遺體行為等，常常持反對意見，只是表達出來的方式有異，我的母親一貫的會說出她的想法，但最後仍尊重我們的決定。」Claire 說。

David 父母的反應則不然，「我的父母認為我們想要倡議社會及政府作些什麼來減少類似事件的發生，是不會有效果的，最好也別多做無謂的發言，免得招致批評甚至被貼上廢死的標籤，老人家是警務人員退休，他有來自同儕的壓力，大部分是嚴懲、治亂世用重典的那一套，所以會有比較情緒化的表達，甚至指責或批評。」面對不同見解，小燈泡父母選擇維持理解與尊重的態度，希望能持續討論與溝通，不強迫對方改觀，也未被說服。

小燈泡父母堅定地站在同一陣線，打破了多重堅固不移的既定概念，包括「受害者」應該是充滿無助、需要安慰，並不受打擾地靜靜療傷遺忘，但他們卻頻繁地透過各種形式的傳播管道（電子媒體、臉書、部落格），感性與理性兼具的表達訴求，從而在媒體面前，根本上翻轉了以往重大案件當事者被緊迫追蹤、挖掘隱私的被動位置，主動發聲，盡可能傳達受害者家屬真實的想法與處境，而非通過記者的「再現詮釋」。最重要的是，對於要如何伸張「正義」，挑戰了殺人償命理所當然的正當性，試圖探究更深層的原因，正視防治之道。

身為被害人家屬，在難以理解的「惡」面前，不被擊潰，不妄下定論，對未知的事物保持疑惑，如此近乎超人的理智是否來自，母親不將孩子視為「己有」，縱使生命消逝，是另一個個體，而非傳統觀念中的「心頭肉」。

不管多麼愛，都非自己所有物，「懷胎十月，母乳一年的我，都不能代表小燈泡了」，當反廢死團體號召民眾上凱道替小燈泡討公道時，Claire 在臉書寫下這段話，「我一直都只代表我自己」。

一人的離開，另一人的罪行，皆失落於此世，體認到他們個別的「人」的面貌，從而能夠保持主體的清明，拉出理性的距離，女兒不是不可分割的所有物，她也非決定兇手該如何處置的判官。活著的人能夠做的，除了在心底永遠紀念前者，該如何重建已然殘缺的社會安全網，小燈泡父母誓言不會放棄。

「這可算是父母的私心，希望小燈泡是帶著使命離開的，而不只是我們哀，希望在事件中經歷到的問題可以引起對話與討論，才有辦法思辨，讓社會朝良善的方向邁進。」Claire說。

・「偵查不公開」大旗下，被害者的弱勢處境

公部門來訪官員，絕大多數可歸納成兩種說法：一種是承諾會盡快以法治處理，用重典嚴懲，還給你們公平正義；另一種則強調我們想努力，但防不勝防，也無從著手。

「對我來說，孩子換不回來，已經不可能有什麼公平正義；不知道從何做起，就從理解這個人開始，既然大家都知道社會安全網破洞，至少去瞭解到底他出了什麼問題、可以做什麼。

我們沒有需要慰問，而是需要你們去做事情。很多人會說，怎麼知道政府沒做？只能

說，我們在事件中的感受是，政府除了判刑和執行，其他做的真的不多。」Claire 說。

案件進入司法程序後，他們更深刻體會到受害者在其中的無力，甚至帶來「二次傷害」。

起訴之前，告訴人與告訴代理人獲得案件訊息十分有限的情況下，「檢察官問我們對量刑的意見是什麼？但我沒有辦法憑空想像就直觀去決定，」Claire 表示，「對方說是因為要『傳宗接代』所以找個小朋友下手，對我們來說，很不解他為什麼會這樣想，到底在他成長過程中，這個脈絡思考是怎麼來的？即使他是瘋了，他為什麼變瘋，這都是在事件之後需要知道的，得多一些瞭解，我們才能知道到底該怎麼表達。」

但在「偵查不公開」的大旗下，檢方只丟出一個經過精神鑑定後的專有名詞，其他一無所知。在五月二十三日的偵查庭結束前，委任律師評估由於羈押期限快到，詢問什麼時候會起訴，檢察官表示還沒有確定，結果在離開的路上短短一個小時內，律師和家屬就接到媒體打來要求採訪的電話，看到新聞才知道已經以死刑起訴了。

不只是關於兇手，關於遇害的細節，家屬也彷彿局外人般，從檢方透露給媒體的消息中才得以知道細節。

「我是受害者家屬，連我想要知道我女兒怎麼了，都等不到答案，卻是媒體先知道。在當下失控的狀態，我只專注在奮力制止，並努力求助，找人幫忙，不可能冷靜去看他幾刀、哪一隻手持刀，但媒體把對方行兇過程的細節都報導出來，明明我就是在案件之中，為什麼我什麼都不知道，可是媒體卻什麼都知道？這很荒謬也令我非常氣憤！」Claire 說。

「刑事訴訟程序的核心是被告沒有錯，但現在我們發現，過程中好像有點忘記關照受害者，很重要的事情是，被害者的這方需要平靜下來，要不然刑事訴訟程序會失去一半的意義的。」被害家屬律師團成員之一李宣毅表示，「起訴其實就是要安慰受害者，但往往檢察官很認真做事，很快就起訴，卻忘記回頭考量受害者的感受。很多細節可以更細緻，比如說明即將會發生哪些事、檢察官的立場及根據。每一小段訴訟行為完成後，花一點時間問被害者家屬有什麼想法等等。但實務上，由於沒有明文規定，總要等到案子特別受國人關注，法官、檢察官才會特別意識到。」

「我們的事件引起社會很大的重視，得到很多的關心與尊重，我不免去想，其他受害者和受害者家屬，他們得到什麼樣的待遇？相較之下，一定會比我們更不公不義，更不友善。」Claire 表示。

法務部底下設有專責受害者權益的單位：犯罪被害人保護協會（犯保協會），雖在事發後即提供相關協助，資源都在也能給予幫助，但卻並未能親近受害者家屬的心，「他們該做的好像都做了，但在心理上我們卻沒有對他們感到放心，甚至有些不安全與不信任的感受，所以當我們第一時間需要幫忙的時候，並不會想到他們，反而透過朋友、社會局的幫助比較大。」

犯保協會看似是國家建立的獨立法人，實際上卻是附屬於高檢署底下，其董事長以及執行長都是由高檢署檢察官兼任，「可以聞到那種『順便』的意味，在有限預算與資源中，能做的實在不多，但國家對於受害者的照顧、平復，應該更積極。」律師李宣毅說。

・她在星星上睡覺

「孩子的離開，現在做什麼都換不回，做什麼也彌補不了。我們爭取的、表達的，不是為了要獲得特別的對待，而是希望在經歷了這樣的過程，在能力所及，有什麼是我們能做的，能讓這個社會更好一些。不可否認，在討論這些事情的時候情緒還是會被挑起來，時好時壞，比如這禮拜我們狀況好，就多做一點，在不勉強自己的情況下，還是希望以家庭為重，畢竟生的比死的更重要。」Claire 說。

最小的雙胞胎，兩歲半的小海豹和小鯨魚，還不能完全理解死亡，也不清楚姊姊小燈泡發生了什麼事，對他們來說，還是希望姊姊回來陪他玩，有時候特別想念的時候，會要求爸媽唱〈小燈泡之歌〉想想她，「小燈泡裡小火光，灑呀灑呀灑下愛，親親抱抱拍一拍，溫暖愛心永遠在」，這是朋友為了小燈泡歡送會創作的故事裡頭的歌。

「但還是很難跟他們解釋，為什麼她不會再回來了，或者我們現在無法去找他。看見躺在棺木裡的姐姐，彷彿永遠的睡著，他們的解讀是，『小燈泡去當天使了，她在星星上睡覺』。」Claire 說。

二　免死金牌或修復之路？
——隨機殺人事件後的精神／心理鑑定

近年來在臺灣發生的隨機殺人事件中，犯案者反常的精神狀態常成為議論焦點，他們是否裝病脫罪的疑慮，並未隨著悲劇結束、人犯羈押就消失。二〇一六年殺害內湖女童小燈泡的王景玉，以及二〇一五年犯下北投文化國小女童割喉案的龔重安，分別進入一審與二審階段，我從法庭現場的觀察與記錄，探討現階段圍繞在司法與精神／心理鑑定的議題。

・司法與精神醫學的交鋒

在重重法警戒護下，王景玉坐在被告席一角，藍色T恤下的胸骨、肩胛突出，形容枯槁，長達三小時的庭審過程，除了最後以模糊、遲滯的語調向被害者家屬道歉，並稱想出去賺錢，請求法官輕判，大半時間都兩眼空洞地呆坐。

二〇一六年三月底發生內湖女童隨機殺人案後，士林地檢署在同年五月二十三日求處兇嫌王景玉死刑，經過數次準備程序庭，九月九日下午，一審合議庭在士林地方法院展開，除了檢方與告訴代理人、被告與辯護人，還傳喚為王景玉做精神鑑定的榮總精神部心身醫學科主治醫師劉英杰。

從鑑定資格、標的、流程，到結論判斷，坐在王景玉一旁的辯護律師黃致豪一波波的詰問，像驟雨掃向證人席上的劉英杰，「劉醫師，依照您的診斷，王景玉有嚴重的精神疾病，這部分我完全尊重您的專業，但我不明白的是，在鑑定報告的最後，怎麼會跳到他有刑事責任能力的結論？」黃致豪強調。

劉英杰表示，王景玉雖然有長期妄想、扭曲的認知，明顯罹患思覺失調症（舊名精神分裂症），但是從他的舉止：比如設想到若被抓，家裡會沒菜刀可用、停在路邊的機車則會遭風吹雨打，因此特別去賣場買一把新的菜刀，並騎車回家停好，甚至徘徊西湖國小圍牆外，有人上前詢問時馬上離開，懂得迴避，因此犯案時現實感正常，有完全的「辨識」與「控制」能力，不符合刑法第十九條減免刑責的條件。

「刑法第十九條區分出生理與心理兩個層面，先由醫學專家診斷生理上是否有精神疾病，而有無責任能力的問題，則是法律概念，屬於法官心證，以您的醫學專業背景，能夠逕自下法律判斷嗎？臺灣精神醫學會出版的《司法精神醫學手冊》中，清楚說明了相關法條的立法原則，您有參閱過嗎？」黃致豪接著翻開手冊，朗讀著第二十七頁第二段的立法原則。

短暫的啞然後，劉英杰表示多年來完成約百件的司法精神鑑定，從來沒有被質疑在鑑定報告裡所下的判斷，但他坦言沒有看過《司法精神醫學手冊》，不清楚刑法第十九條的立法原則。

「我同意不應該逾越醫學專業去詮釋法律概念，但由於檢方委託我們鑑定的問題，最主要想釐清的，就是犯案時的精神狀況與責任能力的關係，因此只能循此方向完成報告結論……」劉英杰說。

【補充】刑法第十九條寫什麼？——精神狀態與責任能力

二〇〇五年刑法部分條文修正前，刑法第十九條原為「心神喪失人之行為，不罰。精神耗弱人之行為，得減輕其刑。」但由於「心神喪失」或「精神耗弱」不是精神醫學的專有名詞，精神鑑定報告在實務上難以對應抽象法律概念，因此參考德國以「生理學」及「心理學」的混合立法。

生理原因部分，由醫學專家鑑定有無「精神障礙或其他心智缺陷」；心理結果部分，由法官判斷行為人於行為時有無責任能力，心理學標準更進一步分為「辨識能力」（辨識其行為違法）與「控制能力」（依其辨識而行為之能力）。法條如下：

行為時因精神障礙或其他心智缺陷，致欠缺辨識其行為違法或欠缺依其辨識而行為之能力者，不罰。

行為時因前項之原因，致其辨識行為違法或依其辨識而行為之能力，顯著減低者，得減輕其刑。

前二項規定，於因故意或過失自行招致者，不適用之。

・妄想中缺乏病識感，龔重安仍要負完全刑責

當王景玉的精神鑑定報告在法庭上成為辯方爭論焦點，二〇一五年犯下北投國小女童割喉案的龔重安，則在同一時期進入高等法院二審階段，精神疾病同樣是言詞交會碰撞的核心

議題。不同於因服用抗精神病藥物而看起來極度茫然、萎靡的王景玉，龔重安每回出庭時，都口齒清晰、精神奕奕地積極為自己「辯護」。只不過，方向和其辯護律師完全相反。

「每次律見時，我們都要花很多時間聽他的妄想跟幻聽如何迫害，他卻一直拒絕服藥，有次看守所要開藥時，甚至和醫師發生肢體衝突。非常不服判決裡寫他是精神病患，想要努力找出證據證明他不是。」龔重安的辯護律師之一郭怡青說。

二〇一六年九月二十日，高等法院傳喚多次到看守所對龔重安進行心理輔導的兩位證人出庭，提及被告從國小開始便懷疑同學的母親要害他，出社會後更覺得所有人都在監控他，累積到臨界點，只能以自殺或殺人解決，沒有自殺成功，便選擇殺人。雖然覺得被害者很無辜、倒霉，但被害者之所以被害，因屬於「社會」的一份子，所以對他下手合理，沒有想要道歉，和王景玉案一樣，是必然發生的。他對判刑沒有任何意見，死刑或無期徒刑都能接受。

「我問龔重安進來感覺怎麼樣？他說現在平靜多了，吃好睡好，比在外面還要有安全感。」玄奘大學應用心理學系助理教授陳建安說，他是當天到高院作證的心輔老師之一，從一五年十月截至開庭此時，和龔重安進行過六次會談，「他的犯案動機就是要遏止長期侵擾他的威脅與壓力，他用『藏鏡人』來形容，但從知不知道當下的行為和後果，法官和檢察官就已經足夠判斷有完全責任，至於是什麼力量驅動他做這件事，很難證明為真，是法律不想聽，也不想知道的。」

一審判決書中，詳細記載龔重安長期處在被害妄想的情境中，為罹患思覺失調症之精神病患，但犯案時，「可清楚認知、記憶其行兇過程、細節，被告選擇下手目標及行為過程，並有相當之算計，足見被告於行為前及行為過程，均有足夠之辨識能力、控制能力……被告自應負完全之刑事責任，本件即無刑法第十九條第一項、第二項，不罰或減輕其刑之情形存在。」無獨有偶，同樣是由劉英杰為他作精神鑑定，並下了需負完全刑事責任的法律結論。

・汙名化下，精神鑑定與大眾難以拉近的鴻溝

在多起隨機殺人事件中，從凶殘的犯行到被告怪異的言行舉止，都超脫常人理解範圍，與一般為了情色仇財等具體動機的刑事案件截然不同，在檢調偵查與法院審判期間對被告進行精神鑑定，已經成為必要流程之一。

但是當社會集體陷入恐慌與憤怒情緒中，精神鑑定常被外界認為是「免死金牌」。儘管從王景玉和龔重安的審判過程中可以發現，即使兩者都是精神科醫師診斷之下的精神病患，

現階段的結論卻並未免除他們的刑事責任，但媒體往往以聳動的標題將殺童魔、精神鑑定、脫罪連結在一起，這些標籤推波助瀾地將一般民眾與司法的距離越推越遠，甚至加深受害者與加害者的仇恨與對立。

「最近的一些案例使社會對刑罰要不要加諸這些人，有很多疑慮，會懷疑他們是不是裝病等等，百年來精神鑑定在西方的發展過程中，也一直面臨相似的難題，但由於精神病人在臺灣的汙名化十分嚴重，比如只要有精神醫療機構設在社區便馬上引起居民抗議，很難有對話的基礎。」臺北市立聯合醫院松德院區院長楊添圍表示，松德院區是國內規模最大的精神科專科訓練醫院。

當整體社會對精神疾病及精障者處境的了解都還十分有限時，司法體系內要如何處理相關議題，更處處是懸而未決的挑戰。對非精神醫學專業者而言，精神鑑定結果的客觀證據效力是最大的疑慮之一。

二〇一六年九月二十二日下午王景玉案再度開庭審理，精神鑑定依然是檢辯雙方攻防的重點，被告辯護律師團向法院聲請楊添圍重作鑑定，檢方則質疑精神鑑定的科學依據、操作定義不明，沒有必要浪費資源再做一次，最後合議庭駁回此項聲請。

「精神疾病不像一般生理疾病，可以有具體的數值作為明確判准，很多時候仰賴鑑定人一念之間，A來看可能是瘋子，B看變成詐病，而每一位醫師的鑑定方法又不太一樣，無明確SOP，主觀成分非常重。」元貞聯合法律事務所律師翁國彥說，多年來他經手許多精神障礙被告刑事案件，精神鑑定的程序到結果都有許多出入和差異。

以二〇一二年在臺南湯姆熊歡樂世界犯下男童割喉案的曾文欽為例，審判期間總共做了三次鑑定，第一次的鑑定人由於無法和被告建立信任關係，兩個多小時的晤談時間內，曾文欽回答問題的比例不到三分之一，就做出犯案時神智正常的結論；到了更一審，法院又委託進行第三次精神鑑定，診斷準則語焉不詳，無法確認是否參考國際通用的《精神疾病診斷與統計手冊》（DSM）。

「當素材充滿侷限，也沒有經過反覆驗證的國際標準下，恣意做出的精神鑑定報告充滿瑕疵，最後若被法院接受，是很恐怖的事情。」翁國彥強調。

據統計，精神鑑定結論與法院裁判結果間一致的比例超過九成，亦即每十位精障者涉及的刑事案件中，超過九件法院會依循鑑定機關的結論，在死刑尚未廢除的臺灣，這意味著精神鑑定程序不但事屬關鍵，甚至決定生死。

「曾經有一個案子經過鑑定後，三種法律上的結果全都拿到：心神喪失、精神耗弱、正常，這關乎到無罪、無期或減刑、死刑，如果你是法官你會怎麼判？」翁國彥問，「大部份被問到的人會折衷選中間那一項，也有選最重的心智正常判死，但從沒有人選完全免除責任，民眾的回答多少反映法官的思考，怕裝病、怕縱放，而不會考慮法律原則『罪疑為輕』。」

・SOP外最重要的鑑驗：出庭接受交互詰問

「鑑定結果不一致舉世皆然，比如二〇一一年在挪威造成七十七人死亡的大屠殺，對犯案的布列維克（Anders Behring Breivik）做的兩次心理鑑定結果完全不一樣；而在美國，控辯雙方可以各自找不同的單位鑑定，兩方鑑定人以『專家證人』的身份在法庭上攻防，由法官或陪審團判定，而我們為什麼對不一致那麼敏感？可能是因為臺灣只有法官或檢察官才能囑託鑑定吧！」楊添圍說。

從事司法精神鑑定的實務經驗已二十年，對楊添圍來說，要如何定義SOP有類比上的困難，不同於法醫可以用科學儀器測量，精神鑑定或心理學評估首重「會談式」的診察原則，「絕大多數醫師都只在訓練研究助理的時候才會用問卷量表，即使在美國，診斷準則還是用觀察與問答，確定這個人是否有嚴重精神疾病急性發作。」

除了重大矚目案件可能會醫院留置，長時間多次鑑定，大部份精神鑑定一天便可完成所有流程，再參照案件卷宗寫成鑑定報告，「檢察官說要有SOP，寫起來也很簡單，但滿足SOP就能做出好的診斷嗎？如何將推論交代清楚，才是精神醫學的科學精神，但更重要的檢驗，還是在法庭上接受交互詰問，用素樸的語言告訴非醫學專業背景者，你的判斷是怎麼出來的，疑慮才有可能降低。」楊添圍強調。

「很可惜，一般人都看不到完整鑑定報告與交互詰問內容，得到的多是片段二手轉述或律師說法，而我在寫書時需要參考英美的案件，不用出國，一半在網路就能找到，我覺得我們這種封閉系統很可怕，若文件公開透明、能夠完整檢視，就算當時可能會犯下一些錯誤，事後才有反省檢討的空間。」楊添圍於二〇一五年出版的《以瘋狂之名——英美精神異常抗辯史》（心靈工坊），是少數完整爬梳兩百年來英美精神鑑定發展脈絡的著作。

・縱剖挖掘，心理鑑定呈現被告生命歷程

近年來，除了精神鑑定以外，可以發現許多重大刑案還會對被告做心理鑑定。

法官雖然駁回王景玉律師團聲請的再度精神鑑定，卻同意委由臺灣大學心理學系助理教

授趙儀珊進行心理鑑定。不同於前者主要判斷精神病理問題，心理鑑定要探究的是被告的生命發展歷程，由此評估矯治可能性、再社會化、再犯風險等，提供法院作為量刑參考依據。

被囑託鑑定後，趙儀珊即向法院自我揭露她是黃致豪在臺大心理學系博士班的指導教授。十月十二日下午王景玉案再度開庭，檢方針對辯護人與鑑定人之師生關係提出質疑，縱使信任兩者專業度與職業倫理，考量外界觀感下，應另請其他專家學者。

經合議庭評議，改委由檢方提出的人選，慈濟大學人類發展學系臨床心理組教授陳若璋，進行心理鑑定工作。黃致豪當庭提出異議，強調趙儀珊是目前臺灣唯一具有司法心理學專業背景的專家，審判長表示等收到異議狀後將再行考量。

二〇一三年最高法院針對吳敏誠案開啟首例「生死辯」，此後當死刑案件上到三審階段時，檢辯雙方要展開量刑辯論，而在這件指標性判例中，趙儀珊第一次嘗試為被告做心理鑑定，鑑定報告並影響了最終判決結果，使得在十六年內兩度殺死兩位女友的吳敏誠以無期徒刑定讞。

大法官在此案中「發明」的詞彙：「教化可能性」，更深刻影響各級法院在審理刑事案件時的量刑因素，從民間到司法與學術界，對此概念的涵義至今仍爭論不休。

「常常有人問，聽說妳現在在做教化可能性鑑定？」趙儀珊苦笑著說，「一般民眾的理解已經被扭曲，在我的報告裡和交互詰問時，從來不會回答關於責任能力的法律判斷、教化可能性等問題，那些屬於法官心證，我的工作僅在協助他們判斷，而非下結論。」

剛開始囑託鑑定時，法院仍會習慣性的直接以法條及法律概念詢問，但趙儀珊明白告知其專業界線，聚焦在被告的生命史，透過總計二十四小時的訪談，並約訪關係密切的親友，她從吳敏誠有記憶的時間點開始，一點一滴拼湊出從小目睹家暴以及被同儕霸凌的經歷，對往後人生的影響與關鍵時刻的選擇。

如果說精神鑑定像橫切的精神狀態斷面，心理鑑定則猶如縱剖般深刻挖掘出，一個孩子怎麼走上現在這條路。

「我在出庭作證被詰問時，被害者家屬就坐在身後，有很多情緒，一直哭，作為鑑定人有很大壓力，但會發現他們的態度從剛開始主張一定要判死，後來慢慢出現轉變，已沒有繼續堅持要判他死刑，或許是被告有悔意且有賠償，或者有沒有可能，當有機會聽到被告的生命故事，會有不同的想法？」趙儀珊問到。

・修復式司法的許諾

小燈泡命案發生後，母親 Claire 與父親 David 一直籲求在司法起訴與審判之外，能夠認真檢視被告的生命歷程，並思考社會結構的問題，才能談預防與改善之道。二〇一六年九月二十二日王景玉案開庭結束後，小燈泡的父母及律師團在共同聲明中，更具體提出「修復式司法」，表示「願意與法院、檢察署，甚至辯護人與被告等人協力完成修復式司法的工作，讓被告家屬、親友、更多專家進入審判程序，甚至展開廣泛的社會對話，齊力注視被告種種生命歷程，找出犯罪行為背後深沉的原因以及重要環節……」

什麼是修復式司法？該如何執行？能帶來什麼改變？在「訴諸被告微觀的精神病史與辨識控制能力之外」，正在進行的心理鑑定，是否能夠逐漸接近問題，找到解答？

「包括鄭捷，在辦理這些案件的時候，不會明講，但我都有一種修復式的價值。」在擔任鄭捷辯護律師時，曾被媒體冠上「魔鬼代言人」的黃致豪，也不約而同的提及「修復」，「當以律師的職業或交互詰問作為工具，面對每一份精神鑑定報告時，並不是我要凌遲那個醫師、展現高超的詰問技巧，或者跟法官檢察官作對，重點是透過這些問題的堆疊，把事實跟證據調查出來，希望可以讓大家知道，這個案子、這份報告、這個人，是怎麼一回事，除了是為被告問，也希望是為了你們問，逝者已矣，希望傳遞到被害者家屬耳裡時，可以得到一點點的祥和。」

身為兩個小孩的爸爸，黃致豪坦言常在夜深人靜的時候，打開卷宗，想像著若是這種事情發生在自己的孩子身上，對於他想捍衛的價值信念，會不會有所改變，甚至也不時接到「找到你小孩，把你小孩頭砍下來好不好」這樣的威脅……。

「從刑事辯護的角度去看精障患者，大家都很孤單，他們是被社會背棄的一群，當進入刑事系統裡時，更是『被背棄的人裡面被背棄的』，跟他們處理相關法律事務的我們這些人，也是類似的地位，一般人不會去考慮為什麼這樣做。其實我們希望可以正確的認識精神疾患，以及人的價值。對於精神疾病的想像，是以疾病的方式來看待，加以治療，亦或是當作一種犯罪，加以懲罰，這取決於我們對於文明的選擇。」黃致豪說。

三　一場艱難的對話
——一名精神障礙者如何走向殺人之路

小燈泡案過後三年，我對於精神障礙者為何會走上犯罪之路的困惑未曾止息。二〇一八年臺中又發生牙醫師遭思覺失調症患者刺死命案，我經過長期的調查與走訪，貼近受害與加害者雙方的第一手證言，以及法庭現場紀錄、精神鑑定醫師的主張，由此個案探看坦露其中的結構性問題。

・加害者的世界：修行前，他有「必須完成的要務」

賴亞生三十二歲的人生即將脫胎換骨，邁向最重要的一步，他要放下凡塵俗務，奉持天命，使信眾明悟大道真理，成為一貫道的點傳師。但在那之前，還有一些要務必須處理完畢，才能盡快步上求道修行之路。

兩個月前，家族中舉辦喜宴，因為跌倒而行動不便的阿嬤不會出席，妹妹知道賴亞生也不喜歡去有一大群親戚在的場合，問他要不要剛好藉此機會回去探望阿嬤，買個東西給她吃，表達孝順之意。明白表示不想之後，妹妹仍不罷休質問，「怎麼不回去看她？」這句話如鯁在喉，像是對他的責備，使賴亞生非常難受。

個性活潑的妹妹從小與就跟阿嬤比較親近，反觀木訥少言的賴亞生，總像隔了一段距離，難以與長輩靠近，每回在熱心張羅吃食之後，阿嬤總要關心找份穩定工作的事，讓他備感壓力，更抗拒獨自回去。

他並不是不努力想要找份工作，從國立大學中文系畢業後，賴亞生一直想盡辦法要用「工作」融入這個社會。因為精神科藥物的副作用甚大，他主動要求醫師減藥，希望不用依賴藥物，能自己獨立走出去，從洗車、保全，到保險，嘗試多次，無論鐘點還是正職，別人看他眼神、動作怪異，幾乎沒多久就被辭退。連好不容易自己上網申請到澳洲打工、爸媽透過朋友介紹到比利時幫臺灣老闆工作，都以自己無法勝任放棄或發病被送回收場。

總是相同的結果，好像一顆巨石，按在胸口。尤其是念茲在茲要幫助父母負擔沉重家計的心願，從來沒辦法達成。

從小他就用自己的方式，默默為別人著想。在眾多親戚一起生活的三合院裡，飯桌上全數應該到齊的十一人份飯菜中，若少了一份，他一定堅持不吃，要把自己的份留給別人。然而，在他眼裡中看見的妹妹，卻是從小不愛唸書成天往外跑，和一些品行不良的男孩子玩，長大後又不常回家，聚餐吃飯不出錢，不是一個及格的家庭成員，卻總是跟其他人一樣，搶走他的「功勞」。

眼看即將要展開人生新階段，放心不下年邁的父母，賴亞生迫切要向妹妹交代，在他出家之後，得從夫家回來打掃家裡，最少兩天要澆一次花，並且賺的錢要拿回來給父母。他不要這個家因為妹妹的不孝，「家不像家」。

兩個月來都找不到妹妹把事情說清楚，二〇一八年五月二十四日，賴亞生憤怒地發出兩則簡訊給她：「妳是想看妳害死多少人和妳中年、晚年待得好不好是不是？」、「我真的要問你」，接著打電話去她工作的牙醫診所詢問今天有無來上班，診所同事聲稱沒有後，賴亞生帶著一把折疊刀與一把瑞士刀，出發前往牙醫診所。

・法庭現場：專業難獲共鳴的精神鑑定

二〇一九年七月二十四日上午九點，高等法院臺中分院（臺中高分院）刑事庭內，在經過朗讀具結文並簽名後，衛福部草屯療養院一般精神科主治醫師何儀峰坐在法庭正中心，面對三位法官，左側是被告賴亞生及兩位律師，右側是負責起訴的檢察官，以專家證人的身份，針對被告精神鑑定的結果接受交叉詰問。

一年多前，賴亞生因氣憤牙醫診所聯合起來隱瞞妹妹行蹤，闖進診所持刀砍殺素不相識的診所人員，導致兩位女性員工分別受到輕重傷，牙醫師王冠中被害身亡，經過臺中地方法院審理，認為其犯行嚴重，手段兇殘，但經鑑定犯案時受精神障礙影響，符合刑法第十九條第二項減刑規定，依法不得判處死刑，於一審判處無期徒刑。犯案時受精神障礙影響減輕其刑的依據，就是何儀峰的鑑定報告。

從被告思覺失調症病史、案發當天行為的辨識與控制能力、被捕後接受偵訊時的反應、精神鑑定的流程，二審法庭裡的整場詰問，幾乎全由檢察官掌控，對鑑定結果的質疑接踵而來。

「就我們看這件事，會覺得他並沒有那麼強烈的殺人意圖，比較像是不小心傷害致死這樣的概念……」程序進行到一個半小時的時候，何儀峰突然說出的這句話，令底下的旁聽民眾與被害者家屬一片譁然，噓聲此起彼落。

在場的人們，從法官、檢察官，到民眾與受害者家屬，難以理解，一死兩傷罪證確鑿，怎麼是一句「不小心」可以帶過的？

隨著連續數年社會重大案件嫌犯疑似有精神障礙，司法精神鑑定逐漸成為各方議論的焦點，在臺中高分院的這個騷動，具體而微展現司法與精神醫學、一般大眾與精神病患之間的扞格。

其中，最難以跨越的距離，就是直觀上賴亞生明明看起很「正常」，並不像小燈泡案的王景玉活在荒謬的幻想中，而是清楚知道自己的行為及其後果。

一審判決書中，詳細比對各方說詞，還有監視器影像佐證，賴亞生坦承起訴書的客觀事實，對於犯行也認罪，他於警訊中供稱：「我與受害者是沒有仇恨或糾紛，但是我打電話到診所要找我妹妹時，診所同事會幫忙隱瞞告知我賴麗茜（其妹）都沒有上班該情事，會讓我白跑好幾趟，導致我對賴麗茜同事不滿，我會朝……頸部刺殺他們，是因為當時他們都會幫忙掩護我妹妹賴麗茜行蹤，我想要殺死診所全部員工，我清楚刺殺頸部動作是會導致人員死亡……」

當天他由大樓警衛口中問出妹妹其實有來上班，證實同事的掩蓋欺瞞，接著上樓對櫃檯小姐佯稱要拿東西給妹妹，從背包取出折疊刀，乘其不備持刀猛刺，慘叫聲驚動其他人出來查看，接連刺傷另一位女性工作人員與奮勇上前的牙醫師，接著敲廁所的門，待躲藏其內的工作人員開門，讓他確認妹妹並沒有在裡面，就此停手，並在警察趕到當下，不願棄刀，期待在衝突中使警方開槍，達到結束自己生命的目的。然而，在辣椒水的噴射下，他的眼睛瞬間睜不開，刀從手上掉落，趴下就逮。

檢察官強調，被告可以先跟門口警衛探查妹妹的確在診所內，等待時機才從包包裡抽刀砍人，且並非不由分說亂砍一通，當發現廁所裡沒有其妹行蹤，其內工作人員也未展現阻擋姿態時，停止攻擊行為。整個過程可以看到，從刺殺的動機、時間與地點，被告皆能選擇、等待與判斷，在事後的偵訊期間，也能清楚回覆問題、交代犯案過程，並沒有出現幻聽幻覺、自言自語等「正性」症狀，表達與理解能力幾與常人無異。

言下之意，鑑定報告所稱賴亞生受「妄想型思覺失調症」影響其辨識與控制能力，顯然是說不通的，被告犯案當時就是一個正常人，該為其殺人及傷害罪行負上完全責任。且由被告病歷顯示，從二〇一〇年到二〇一五年維新醫院開立的抗精神病藥物：氯氮平（Clozapine）劑量只有二十五毫克，且到了二〇一五年八月十一日就已停藥，醫師建議「支持性心理治療」，至案發當時已兩年多沒有吃藥，其身障手冊也被註銷，顯見其病情穩定，甚至還可以出國打工度假，這不大可能是一名嚴重精神病患可為。

「這邊有個陷阱，Clozapine 的副作用很大，會造成癲癇和白血球下降，雖然劑量偏低，但會使用這個藥，大概是最後一線的選擇；而身障手冊的取消也不一定代表病情好轉，對很多病人來講這還是一個標籤，可能怕受歧視或對就業有影響而放棄申請；而據我了解，被告因為疾病幾乎沒辦法有穩定長期的工作，出國是家裡提供並非自己能力，並與老闆衝突、出現妄想，品質跟內容都很有問題，並不能算是一個工作。」

何儀峰以專業意見面對排山倒海的質疑，並一再重申他的鑑定結論，依據被告近十年來的病歷資料以及面對面的會談過程，賴亞生對人事物的關聯性容易產生扭曲解讀、邏輯性與現實感差、想法固執，以致驟下結論，有將妄想變成行動的傾向，而其妄想的核心就是妹妹。

從要當點傳師跟希望妹妹回家，以及對妹妹的憤怒到要殺掉她，陳述的原因跟憤怒程度兩者並不相等，中間的跳躍已經超出常理，但當沒有觸及與妹妹相關的議題，片段的行為包括知道刀要藏起來、誘騙被害人、描述計畫細節的能力皆未脫離現實，但動機的起源：對妹妹的憤怒，是他固著的核心，不滿的情緒逐步累積滲透到妄想裡，以致於要拿刀教訓掩藏其行蹤者。

儘管何儀峰試圖用盡量淺顯的方式，說明妄想型思覺失調症的特質，不易一下子就能從外觀察覺，不像其他的退化型、僵化型等類型，可以明顯從自言自語或呆滯的表情辨識出來，但整場近三小時的詰問過程中，除了檢察官懷疑鑑定結論背後的依據、法官對其解釋直接表示「聽不懂」、旁聽民眾為其陳述時而發出的訕笑與騷動……整個法庭對司法精神鑑定的不理解與不信任昭然若揭，何儀峰只能坦言精神鑑定的限制，在案發後經過數個月回推被告當時的精神狀態，一定有其極限。

・受害者的聲音：社區訪視系統漏洞，家屬永遠的痛

「當爸媽告訴我哥哥有精神病，我實在無法接受，以前已經有行動障礙了，現在又多了精神病，不懂事的我覺得丟臉，所以我未向他人提起，在學校也不敢承認那是我哥哥……

我想這就是佛教說的因果，因為我的不懂事不體貼，時常想把他當成一個正常人，所以我很多時候未包容與照顧，甚至吵架！我忘記了這個人是我的手足，這個家在最艱困的時候，我未好好支持這個家，即便我是妹妹，我都該幫忙，不是一直幻想，我的家是正常的家庭！

我想，擁有一般幸福的家庭的人，應該不能體會，那段長時間家中的烏煙瘴氣，父母的爭吵與哭泣，哥哥受到挫折打擊的表情，總是只能孤單一個人，因為這個社會，誰願意與患精神病的人做朋友，即便吃藥控制治療，社會就是如此……」

二審開庭前夕，賴亞生的妹妹親筆致信給受害者家屬——被賴亞生砍刺數刀失血過多當場身亡牙醫師的遺孀王太太。七頁的道歉信中，除了表達賴家人對受害者的歉意，也詳述哥哥如何從一同玩耍、成長的「正常小孩」，到了青春期因為僵直性脊椎炎行動不便，在學校受到同學的冷嘲熱諷與霸凌，接著精神出狀況，父母為此四處求神拜佛看醫生，原本不寬裕的經濟甚至走到破產地步，並以充滿悔悟的語氣，自我反省對於哥哥患病事實的逃避、不願面對，間接造成這場悲劇。

在妹妹的眼中，哥哥是一個「連螞蟻也捨不得踩死」，天性善良的人，努力想回到正常人的生活，幫辛苦的父母賺錢；然而，對於王太太而言，賴亞生卻是個手段兇殘冷血，至今仍不肯面對自己所犯下錯事的偏激份子。

「案發第二天，我去中山醫學院要去接我先生大體回家，兇嫌戴著安全帽也在同一個地方接受檢察官偵訊，看他只有三十多歲，我過去說，『你要不要跟王醫師誠摯的道歉』，我是佛教徒，先生今天跟他結那麼不好的緣，可能一時因情緒激動犯案，只要他願意誠摯跟我先生道歉，我願意代替我先生跟他『解冤釋結』，但是他只說，『我要行使法律緘默權』，我說，『賴先生你知道嗎，如果我們走在路上撞到人都要說聲對不起，今天你把我先生傷害成這樣，你說要行使法律緘默權？』」王太太說到原本希望給對方機會，卻因兇嫌的漠然態度，而深覺不可原諒。

更令她難以接受的是，加害者家屬一直強調家境貧困，二審中的辯護律師竟再增加一名，共兩名律師，加上草屯療養院的鑑定結果，顯然對方十分積極要用精神疾病為理由，爭取減刑機會，逃避應有的刑事責任。

「人生下來有的正常和不正常，我知道受社會歧視很可憐，當下問自己，如果他真的有病，我真的會放下。但如被有心人士濫用，身為被害人真的很氣憤，為什麼我們一個那麼好的家庭，都被他毀了！連無期徒刑都可減刑、假釋，我心想那他出來呢？嫌犯曾到澳洲打工，跟老闆起衝突後就曾在背包裡放刀，以如此偏激的個性，再讓他出來不會傷人嗎？應考慮終生監禁。」王太太強調。

「目前的司法精神鑑定過程中，我們普遍會看到兩個問題，第一是鑑定時間非常短，通常在一天內完成，真正跟醫師接觸的時間更短，是不是單純幾十分鐘面診、看一些病例就足以判斷犯案當下情況？」犯罪被害人保護協會（犯保協會）臺中分會主委陳怡成表示，犯保協會臺中分會在案發後持續陪伴、協助王太太，並甫於二〇一九年十月初舉辦研討會，從司法實務、人權公約、精神病患社區處遇等角度，探討這個近年來持續受到關注與爭議的議題。

「第二，當嫌犯疑似有精神障礙，實務上很少先評估是否有就訊或就審能力，國外在精神鑑定以前會先有一段住院時間，觀察是否真的受疾病影響，即使無罪也需長期強制治療（我國最長於醫療機構監護處分五年），如果沒有這樣完整的流程，會造成人性的弱點被激發出來，人都會盡量爭取對己有利，若考慮到鑑定流程很長還要強制治療，才能上法院爭取權益，可能就不會隨便提出精神疾病的抗辯。」陳怡成提醒，即使精神鑑定在制度上屬於被告權利，但當操作的流程與設計在外界看來不夠嚴謹、配套與銜接的處遇不足時，過程中常會造成被害人「二度傷害」，甚至對司法的公正性產生質疑。

該案凸顯出另一個令家屬難以接受的問題：被告多年來是被政府列管需要追蹤關懷的社區精神病患個案，至案發前都還有公衛護理師訪視，並無發現異狀，結果兩個月之後，他就持刀到診所砍人。

據衛福部發給王太太的公文，賴亞生領有輕度身心障礙手冊，其列管級數為第三級（共分五級，數字越小越嚴重，訪視頻率越高），需六個月訪視一次，臺中市衛生局從二〇一四年到二〇一八年三月二十三日止共訪視十六次（家訪三次，電話訪十三次），從二〇一五年開始就因出國來來去去而碰不到本人，僅透過電訪由父親轉述個案狀況，表示「無就醫，但情緒穩定。訪視記錄顯示，個案雖未服藥，但也因為無明顯精神症狀，也沒有自傷、傷人之虞等需護送就醫情形。」

「比起二十年前，我們現在投注很多資源在社區，除了公衛護理師，還有社區關懷訪視員，針對特殊個案訪視，但能夠做的只能看有無就醫、規律服藥，且公衛業務非常繁雜，後面分級就不會很密集追蹤，」中國醫藥大學附設醫院精神醫學部顧問主治醫師鄭若瑟指出，鄭若瑟是早期倡導社區復健模式及推動精神分裂更名為思覺失調的推手之一。

目前全國有約十四萬名精神病患被登錄在社區訪視系統裡，依出院時間、症狀干擾性、社區生活功能障礙、危險行為等分為五級，並分別訂定訪視頻率，從第一級前三個月每月一次，到第四級一年一次，「分級的指標精準度不夠，只按照客觀事實，病情時常變，實務上就會漏掉很多潛在有風險的病人，各衛生局對特殊病人有些個案討論，卻沒有明確介入或更密集計畫。」鄭若瑟提到目前社區精神病人追蹤系統設計的漏洞，雖然針對不配合個案，健保局有居家治療的計畫，但為控制財務，限制一月只能訪兩次上限，而且六個月要結案，缺乏彈性。

據鄭若瑟調查，從二〇一三年到二〇一八年六月，六年間在社區發生疑似精神病人突發事件（包括自傷、傷人、傷人致死、其他等）共一百六十五件，其中四十七件是由第一級個案所為，佔比最多，但值得注意的是，有四十件是系統外的非列管個案。而訪視未遇比例達二十七%，更有近一萬四千名個案是獨居者，缺乏支持系統。

在現行制度下，因為人權考量，除了達到自傷傷人之虞，還要經過審查委員會的討論與決議，才能啟動強制住院程序，像賴亞生儘管是列管個案，多年來卻被評估狀況「穩定」。在意外發生前，就如同衛福部發給王太太的公文中所述，「惟個案亦有遷移自由也非犯人」，當社區訪視僅能行禮如儀的電話關懷，難以即時偵測邉論介入他將會採取的行動。

「鑑定結果跟政府照護落差很大，過去的訪視紀錄證明很清醒，他父親都說他很好，結果出事了又說有思覺失調影響？我覺得政府沒有公信力，感覺這個（社區精神病人關懷訪視）制度像是虛設，而鑑定過程只有一天，很粗糙。」王太太對於賴亞生在犯案前後，身處兩套系統（衛政、司法）自相矛盾的結果，難以接受。

‧成為正常人的代價：翻轉失能身體，走向無出路的境地

「事情發生後朋友叫我去問神明，我沒有透露家裡發生什麼，神明跟我講說現在碰到的事情很麻煩，有一個冤親債主很兇，是一個流氓，不想放過我，問到賴亞生，祂說，『他個性是一個很溫和的小孩，如果妳不要離棄他，都帶在身邊的話，這個小孩今天不會這

樣……』但我說不是我不照顧他，是我們要擔經濟、要去工作賺錢，不然吃飯開銷要怎麼辦？」賴亞生的母親（賴母）透過與神明的對話，憶及孩子成長中，沒有辦法陪伴在身邊的遺憾。

賴父從以前就以養賽鴿為業，偶爾插組，卻從來沒辦法賺到足夠一家四口的生活費，加上後來沉重的房貸加上兒子精神病四處求助的龐大開銷，經濟重擔很大程度落在賴母肩頭，常常一天要兼數份工作，孩子從小就托給長輩照顧。

案發後，賴父在媒體前露面公開下跪道歉，為了不要牽連其他親戚，他們連夜搬到中部小鎮，隱姓埋名，替友人照顧動物維生。臺中高分院傳喚何儀峰作證的那場開庭，夫妻倆罕見地以加害者家屬的身份出席旁聽，主要是因為律師警告他們，現在情勢對於賴亞生非常不利，整個審理過程幾乎一面倒地導向被告不適用精神障礙減刑的條件。

「本來一直不出聲因為我們是加害者，應該讓對方有一個出口去宣洩，可是現在變成一直否定我兒子確實是生病很久的事實，」賴父強調，「像他之前會騎機車騎到一個地方，突然停下來吐口水，又繞回來把它舔上來，他說那是好的東西要拿回來，不然會失去我的、被人家搶了太多的功勞；有一陣子每天晚上十二點，他會跳上我們家八樓的女兒牆，我在睡覺太太在外面上班，聽到聲音出來看，我整個人嚇到腳走不動，慢慢過去把門打開，叫他、拉他的手，怕他嚇一跳掉下去，他說有一個女的一直叫他從那裡跳下去，第三天我趕緊買棍子從外面把門堵住，不然就是在家傻笑，一下說我現在已經不是賴家人，一下說哪裡有地震、車禍他要去救。」

從進大學開始發病後，他就帶著兒子流轉在各大醫院的精神科，從高雄醫學院、麻豆新樓醫院，署立南投醫院，到最後離家較近的維新醫院，都被診斷是精神分裂症，要吃一輩子的藥。就如檢辨雙方調閱的病歷，賴亞生並不是一個長期無病識感、不配合治療的病人，相反的，他的人生以及這個家庭已經進入精神醫療有超過十年的時間，只是在症狀難以改善，藥物持續加重的情況下，強大的副作用導致近乎失能、無生產力，他嘗試想翻轉自己的人生與家裡的經濟。

「其實藥一開始蠻高的，到一百多（毫克），是他想要自己獨立，跟醫生談減藥，不要每天一直沉睡，有時甚至長達十八小時，是因為這樣才把藥降下來，因為他想走出來回到社會，看到爸媽一直在外面工作，想去上班，多少幫忙家裡的經濟狀況。」賴父表示。

二〇一五年停藥的同一時間，他也取消了可以領生活津貼補助的身障手冊，像是一個強烈的宣示，想要重回正常人生的信念，「他念書時，家裡要付房貸比較緊，看我們開銷大，別人說可以申請（身障手冊）看看，多少有些補貼，所以才請領兩次，一次中度、一次輕度，後來他自己提出來說，我們不要去佔那個位置，把這個資源給更需要的人。好幾次出去，我問說你的手冊可以減免門票或一些費用，要不要拿出來用？他就會發火，認為不應該在別人面前以這種身份出現，他也有自尊心，所以後來就放棄申請。」賴母補充道。

當賴亞生欲掙脫長期「藥療化」，取回人生的主控權，跟醫師溝通減藥、停藥，乃至自行找工作、父母協助出國，卻似乎永遠達不到成為一個正常人的標準。事後這些原本欲積極回歸社會的嘗試，反成為不利的指控，令旁人解讀為：不吃藥就代表康復，行為未受疾病影響，而實際的情況是，他的妄想隨著現實遭遇的一連串失敗，日益擴大，終至一個常人看來極為平常的臨界點（與妹爭執），瞬間引爆。

「他就一直幻想，覺得妹妹不孝，搞不清楚狀況，她已經結婚了，怎麼可能回家掃地、照顧爸媽？結果按捺不住，禮拜四就要去找她，我說等週末一起吃飯再來談就好，去人家上班的場合若兄妹之間爭吵，這樣我女兒會很沒面子啊！」賴父說，同時他也聯絡女兒試著當天請假，避開賴亞生，「她一直講說沒辦法請假，已經安排好了，我就說妳不會跟診所說嚴重一點嗎！不然碰在那裡不是很難看嗎？我女兒就問說要怎麼講嚴重？我隨口說，如果他帶刀帶槍這樣子呢？我根本不知到嚴重到他會帶刀，是後來社區總幹事說，發生事情一個月前，他自己騎腳踏車去環島，因為要切水果買刀來用，不然本來他在家裡，拿刀切水果都是很笨拙的。」

這個案件的二審法庭程序仍在持續，在檢察官與告訴代理人強烈質疑草屯療養院鑑定結果的態度下，法官已核准重新鑑定的申請，於十月底委由臺中榮總對被告進行新一輪的精神鑑定。但在無辜生命已無可挽回被奪走後，精神狀態與責任能力的關係，僅只是最末端的爭辯。

一個原想擺脫藥物與汙名，意欲翻轉失能身體，掌握人生並改善家境的青年，卻最終覆滅並向外界反撲而來，走上持刀殺人之路，讓另一個家庭無辜覆滅，不禁令人想問：這是因為不遵從醫囑好好接受治療，並且從道德到人格都帶有反社會因子的個人缺陷？

抑或是從小因家庭經濟因素導致缺乏陪伴，到了青春期遭受同儕霸凌，發病進入醫療體系後被箝制的能動性，成為那十四萬（社區精神病人）被列管的抽象數字之一，並在家人「沒面子」的顧慮下錯失了危機的訊息……種種從家庭功能、教育環境、醫療模式、社會價值等重重疊疊的歧路中，最終被逼向無出路的境地？換作你我，能有其他選擇嗎？

四 與受苦者相遇
——社區精神病人關懷訪視員的現場反思

進入精神病人家中的「關懷訪視員」，是陪伴個案與協助連結資源的第一線專業者。臺灣推行「社區精神病人關懷訪視」計畫至今邁入第十二年，二〇一七年時，我曾貼近三位曾任或現職關懷訪視員的工作現場，透過親身經驗的反思，以及相關政策的演變過程，深入瞭解這些深入第一線與社區精神病患接觸的工作者，肩負的任務與挑戰。

．社區關懷訪視員的日常

日復一日，邱新麟（化名）獨自騎著摩托車穿梭在城鎮的巷弄，從這棟電梯大廈到另一戶公寓，在不同的客廳，和婦女聊兒子的工作與養狗心得、聽單親媽媽訴說內心苦悶、幫不識字的老阿嬤寫信給獄中的兒子⋯⋯。每個月，他平均走進四十名「個案」家裡訪視，年齡、性別、家庭結構各不相同，這些個案唯一的共通點是：精神疾病。邱新麟在社區關懷訪視計畫中被賦予的主要任務，是關心他們病情的穩定程度，以及是否規則回診與服藥。

這一天他在第三個個案家裡，花了比平常多的時間，兩個小時後才滿身汗的走出來，「剛碰到一個棘手的狀況，在我進去的前一刻，她正找藥要吞。」在鄰近便利商店休息區的椅子甫坐定，邱新麟說。

這名女性個案在幾天前已發生一次吞了過量藥物被送到急診洗胃，加上才在精神病房住了一個月，兩週前剛出院，他評估叫一一九再送進醫院並不是最好的方法，希望藉由當下可及的社區資源，先使她轉移注意力，平復心情。但接連建議去樓下檳榔攤跟熟識的朋友聊天、到臨近的精神病友會所參觀或睡個覺，都被她拒絕。

後來邱新麟引導她練習肌肉放鬆及「腹式呼吸」，儘管抗拒依舊，在持續鼓勵下，個案答應躺上床，在話語的引導中入睡，情勢終於緩和下來。此時車禍後腦傷功能漸有起色的前夫剛好回家探望，邱新麟便與其談論個案狀況。這段期間，個案的兩個孩子若無其事地看著電視，他們對於母親仰藥後該怎麼處理、送醫的流程都已經很習慣與熟練。

・精神醫療網絡邊緣人，反映整體「外包式」社福政策

不同於醫療院所內的醫護人員，各司其職在固定時間內為就診或住院的病患提供服務，走進個案家裡的社區關懷訪視員（社關員），每每要花上一、兩個小時的時間，如朋友般的問候、傾聽，給予家屬情緒支持，還因精神疾病仍難以被常人理解，從建立個案的病識感，到家屬與鄰里間的去汙名化等衛教宣導，都是漫長的過程。為了要協助個案連結不同的社會福利資源，社關員的工作有時又會橫跨社工，多重的角色使其定位與其他專業者相較顯得非常模糊。

「有的個案與家屬看我們問東問西，覺得是政府派來的調查員，有的以為是社工，或沒領錢的志工，剛開始都要花很久時間解釋我們是誰。」邱新麟說，「我們這群精神醫療網絡的邊緣人，彼此之間都自嘲是『三三九〇八』。」他苦笑說。

這個數字，代表社關員的薪資，無論工作多久，都是固定不變的數字。每年由中央撥一筆預算給地方政府，委託不同的醫療院所對外招募人員，少數縣市由衛生局自聘，但同樣都是一年一聘，無學歷及專業證照加給、無升遷制度、無法累積年資。

此一制度實施已超過十年，但仍未改變其臨時性專案的性質，與一般社工普遍低薪、過

勞、缺乏保障的處境相差無幾，反映出整體「外包式」的社會福利政策，大量建構在一個又一個專案，由國家出錢補助，同時也將責任委外，常因外在因素的變動，無法深入延續，觸碰到問題的核心。

因為服務對象的特殊性，與其建立關係，是社區訪視工作的第一步，往往也是最困難的一步。與來自不同背景的個案的應對方式跟態度因人而異，幾乎不可能有一套標準作業流程，端看社關員細膩的觀察與同理，而這些工作內容，全數發生與個案一對一的私密場域，不會被外人看見。

❖ ❖ ❖

另一位新北市的社關員陳天明（化名）則說：「很多個案無病識感與現實感，不接電話、聽不懂或一句話都不講，無法寫出具體評估表，不代表我沒有服務到他，還是處在關係建立過程，期待有一天軟化接受，但管理層期待幾週內完成什麼樣表單、做什麼事情，彼此工作立場的認知差異，易形成實務上的限制。」

身為精神醫療網絡中最前線的工作者，社關員猶如上戰場肉搏的士兵，走進的每個家門後面，都充滿不確定的變數，必須獨自一人面對。

在陳天明兩年的社關員工作中，經歷過的突發狀況包括：抱住要從五樓往下跳的個案、以肉身保護被家族成員毆打的個案而負傷、被酗酒個案潑了一身酒並拿裝酒的提鍋攻擊、被從事同志性交易的個案噴了一身潤滑劑……。有時也會在凌晨接到家屬打來的電話，哭訴個案又發生暴力行為，通報警消後趕往現場協助送醫。

「社關員常面臨上頭對於量化數據和效率的質疑，『這個案轉給你一年，為何病識感都還沒被建立起來？』可是轉給我之前，他病了二十年。當精神醫療對他的效果有極限，怎麼期待社關員接手一年內能夠改變？」陳天明說。

【補充】誰是關懷訪視員？

二〇〇五年衛生署（現改制衛生福利部）訂定「精神疾病患者社區家訪要點」，由各地公共衛生護理師（公衛護理師）依病患狀況分為五級，定期追蹤訪視。

為紓解公衛護理師繁重的業務壓力，剛出院或病情較嚴重的一、二級患者另由專人負責，一個全新的職務於二〇〇六年應運而生——社區關懷訪視員（社關員），二〇〇九年則進一步將自殺通報個案納入，在同一個計畫內，另有專責處理自殺個案的關懷訪視員（自關員），相關內容見本書第一部之〈倖存者的餘聲——自殺者遺族的漫長旅途〉。

全國被列入精神照護資訊管理系統追蹤者約十四萬人，較嚴重的第一、二級精神疾病個案約三萬五千人，由全國共九十六位社關員訪視，人力比為一：三五〇；自殺通報個案約二萬八千人，自關員一二六人，人力比為一：二二〇。鑑於人力不足，衛福部於另外研擬「社會安全網」計畫，以家庭為核心，自二〇一九年起陸續增聘百名心理衛生社工進行追蹤關懷。

・旋轉門效應中社關員的無力與前進動力

在社關員的工作現場中，「社區滋擾」案是最常遇到的一種典型。在大馬路自言自語手舞足蹈、放火燒東西、拿石頭棍棒丟路人、對汽機車作猥褻動作等，使親人與鄰里不堪其擾，公衛護理師也束手無策的個案，最後就會落到社關員身上。陳天明親眼見證其中一位流轉於各大醫院精神科，得到好幾種不同診斷的個案，不斷被強制送醫，回到家最多撐一個月又發病。

「這兩年來，每次出入院都有我和公衛護理師的存在，好像只要有我們出現，就會害他住院，到現在個案拒絕再跟我們會面。沒病識感又沒法配合醫療的例子，其實是我們工作上的普遍實況。」陳天明說。

如此反覆在精神醫療體系中進出，被稱為「旋轉門效應」。就像在邱新麟訪視前欲吞藥的那位個案，住院時一度穩定，出院後隨即因為各種外在因素，短期內多次仰藥，「她說只要住院就什麼事都不用想、不用煩惱，回家就覺得煩，也沒有辦法明確說出具體原因。她不是真的要自殺，只是想求得平靜，暫時用藥物忘卻生活的壓力跟煩惱。工作五年多來，看到許多一直重複在急性病房與社區中病情不穩定的個案，總讓我們反思現行精神醫療思維與協助的方式，是不是對病人及家屬的受苦處境缺乏更豐富的認識，而沒有辦法去想像一個更貼切、符合他們需求的操作方案？」邱新麟說。

有臨床與諮商心理教育背景的陳天明，求學階段也曾經嚮往有天考上社工師或心理師，像學長姐一樣身穿白袍，在會談室運用自己的專業，使病人配合並成功得到改變；但當實際在第一線的社區訪視時才發現，主動來到醫療院所的病人，多半有一定的條件，但更多的是走不進來或「非自願」個案。

曾有一位有強烈傷人意念，被定位成高危險的個案，在陳天明接手以前，不願和醫護或社工人員有任何接觸。因為住處的地緣關係，從每天經過按電鈴開始，到打電話噓寒問暖，在不以強迫就醫的保證下，花了數個月的時間，才首度踏進個案住處，聽著他在套房裡，說著人生最大偶像就是鄭捷，想要殺人後用裝滿不明白色液體的針頭刺進自己心臟……如今在與陳天明訪談的同時，個案不時傳來 Line 的訊息閒話家常。也因足夠的信任，才得知他感染多種性病，在訪員成功建立關係後，公衛護理師才得以更有效積極的介入督促回診檢查。

在通報單與醫療紀錄的自閉症、亞斯伯格，到躁鬱症的診斷背後，個案從來沒有對另一個人透露憤世嫉俗的根源是來自不尋常的身世——父母都是另有婚姻的第三者，從小就被丟在外頭，不定期給予生活費。這些由社關員獨自一人耐心、涉險，取得的重要進展，或許因而使世界上少了一個鄭捷，但這些都是量化標準所看不見的。

「有些不單是個人問題，很多外在因素不是藥物可以處理。但主管督導都是醫療體系，更在乎只要把病控制好，其他就轉介給相關單位，但若他的問題是負債三千萬，要轉介給哪個單位？醫療之外還可以做什麼，是我們常常會去思索的部分。有時就因一個個案的契機，在眾多暫時看不見的『成效』中，有動力繼續下去。」陳天明說。

・醫療化趨勢下，邊緣化的社區網絡

隨著一九八〇年代藥物的研發取得突破性進展，新一代抗精神病藥物副作用較低、安全性較高，帶來精神醫療的典範轉移，過往對於精神疾病成因的三個面向：生理——心理——社會，自此偏向藥物治療的生物精神醫學發展。臺灣未自外於這一股潮流，包括社區關懷訪視制度，也經歷了日漸朝醫療化的轉向。

「因為看見病人長期在醫療系統，回到社區遇到諸多困難，我們當年就嘗試在社區生活創造各種可能性。」東吳大學社工系主任萬心蕊說。她是臺灣最早一批精神醫療體系內的專業社工，在臺北榮民總醫院任職十六年，曾擔任臺北市社會局身心障礙福利科外聘督導，參與精神病患個案的社區追蹤計畫——二〇〇五年開始的全國社區關懷訪視計畫，很大程度即參照臺北市的經驗。

「當用疾病的框架看待這個人時，我們看到的只有症狀——有問題和缺陷的地方，沒有整體性把人放回環境和脈絡裡認識，目標導向就是吃藥和看醫生、怎麼控制症狀。我們更希

望創造一個生存的空間，讓他有機會除了病的穩定，感覺有人在社會上願意跟他相連。」萬心蕊表示。

身為臺灣心理衛生學會的創會理事長，二〇〇七到二〇一一年她與該單位也參與執行全國性的社區關懷訪視計畫，包括帶病友走出家門到運動中心、一起烹飪共餐、拜訪彼此的家，用各種小團體的方式相互連結，都是早年在臺北市推動的經驗，但隨著方案制度改變，轉而集中由醫療院所承接辦理，以往強調社區生活的面向逐漸邊緣化。

‧夾在專業要求與他人苦難間，倫理的兩難

此外，高案量與欠缺保障的勞動條件，使得這一行的高流動率幾已成為常態。二〇一四年臺北市衛生局因為中央補助預算不足，必須刪減人力，原本分別專責社區精神病患與自殺個案的兩類關懷訪視員，得一併處理兩種業務，社關員陸續不堪暴增的工作量而辭職。

曾擔任四年多臺北市社關員的潘亭妤是其中之一，但真正壓垮她的，除了訪視業務上增加的量，更難解的是社區精神病患與自殺個案兩種不同的工作方法，帶來的矛盾與衝突。

「自殺個案需要快速危機處理，很快瞭解原因、評估保護因子，理想上三個月以內要結

案，精神病人則需要花很多時間建立關係、慢慢陪伴，在不同的工作節奏中，只能告訴自己不能介入太深，兩者都無法兼顧，最後只能自我質疑能力不足。」潘亭好說，離職時她每個月需負責二十五個精障與將近四十個自殺個案，在衛生局因人力不足而合併兩種業務之前，她每個月則專責四十五個精障個案。

與個案保持距離，既是因為不斷湧入的案量，而不得不為，在工作倫理上，主管也會一直期待拉開專業界線，避免過度情感投射，造成移情／反移情的心理狀態。

「這條界線的存在，是為了誰？就因為制度上追求的訪視效率，而擋住與案家『熬關係』的空間嗎？」潘亭好說。夾在專業要求與遭逢他人苦難的現場，她發現往往得跳脫專業框架，才有機會從更深的互動，了解人為什麼變成某種樣子。儘管不鼓勵做到太深，她仍與個案一同冒險往前，一起到戶外騎腳踏車、陪走投無路的個案在深夜大街上找廉價旅館、接起每天固定時間打來的電話，儘管各個前輩與督導都提醒不要跟「人格違常」、「需索無度」的個案互動太近……

在每兩週一次的團體督導中，外部的醫生、護理師、心理師會針對社關員工作遇到的困難給予意見，討論多半圍繞著精神症狀與服藥規則，頂多做到家庭系統的評估，跟個案太多互動，會被視為耗損。

「常常覺得我們就是醫院監控的延伸，若在精神照顧系統中沒有填上有無規律回診、服藥等醫療化評估，就無法在『精神照護資訊管理系統』存檔。但醫療並不是全部，更多的是生活、社區、社會。但這套制度的設計，使社關員很容易將處遇太過著重於醫療，它既是最低標，卻也變成最重要的事，沒服藥，就拿他沒辦法，能做的就這麼多。從上而下，對於社區照顧的想像是薄弱的。」潘亭妤說。

・與精神病人同在，陪伴沒有盡頭

當潘亭妤在那個城市邊緣的社區，訪視了兩年的個案，突然情緒失控地大聲吼叫，「個案不斷問，『妳想當這樣的我嗎？』她覺得非常討厭我，如果有槍，要拿來射我，我問，為什麼想攻擊我？她說，因為我出生在好人家，她再怎麼努力還是只能做代賑工。」

破碎的話語串連起不幸的一生，從原生家庭到婚姻都籠罩在家暴的環境中、孩子被送去寄養家庭，沒辦法好好當一個媽媽，想單純平凡生活而不可得……這個時刻，她知道在一整個難以翻轉的社會結構最底層，所謂的精神病症只是最後顯現的表象，精神醫療與藥物對於他們的問題與痛苦能做的改變很少，處在這個體系最前線卻也最末端的社關員，只能看似徒勞地努力著。

「後來情緒緩和，我只有回說，妳是一個很勇敢的人。」潘亭妤說。

即便已離開社關員工作，仍然繼續保持與之前個案的聯繫，她現在邊唸研究所邊在向陽會所實習，該機構提倡病友之間的互動與社會的連結，提供在醫療之外更多的康復選擇，重拾被孤立與遺漏的社區生活。

在大雨的午後，她又爬上破落的國宅社區，探望暫居在同居人處的個案，在訴說完無盡的孤單與苦澀後，她邀請個案有空到向陽會所，一起吃飯、認識朋友，也討論著什麼時候要請社福中心社工，安排與孩子見面。個案突然拿出一張卡片，一面貼著母子某年出外遊玩的合照，另一面用注音符號寫著：祝媽媽永遠平安加油。個案請潘亭妤幫忙唸出來。

「終於知道為什麼妳那麼的想學會ㄅㄆㄇ，是為了讀懂得這張卡片吧？」那一夜，潘亭妤在臉書上寫道。

對於在社區與精神病人一同工作者，陪伴沒有盡頭。

「近幾年數起隨機殺人事件，都令舉國陷入悲憤與恐慌。媒體往往以聳動的標題將殺人魔／殺童魔、精神鑑定、脫罪連結在一起，這些標籤推波助瀾地將一般民眾與司法的距離越推越遠，甚至加深受害者與加害者的仇恨與對立。

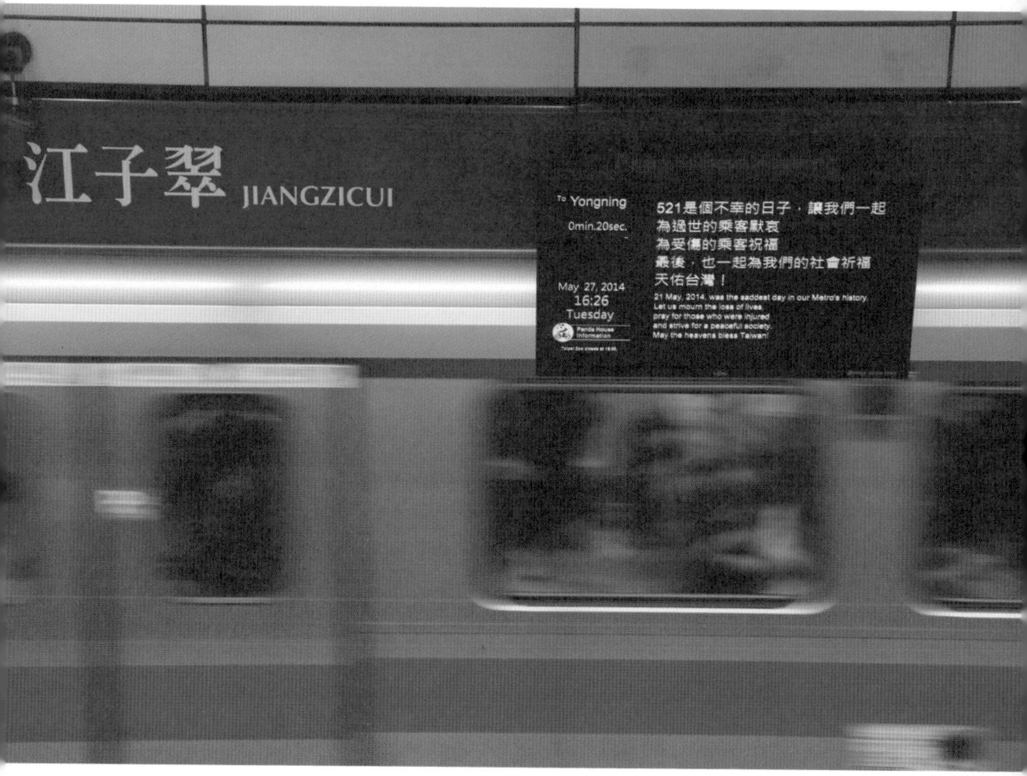
江子翠 JIANGZICUI
To Yongning
0min.20sec.
May 27, 2014
16:26
Tuesday
Panda House Information
521是個不幸的日子，讓我們一起
為過世的乘客默哀
為受傷的乘客祝福
最後，也一起為我們的社會祈福
天佑台灣！
21 May, 2014, was the saddest day in our Metro's history.
Let us mourn the loss of lives,
pray for those who were injured
and strive for a peaceful society.
May the heavens bless Taiwan!

（攝影：余志偉）

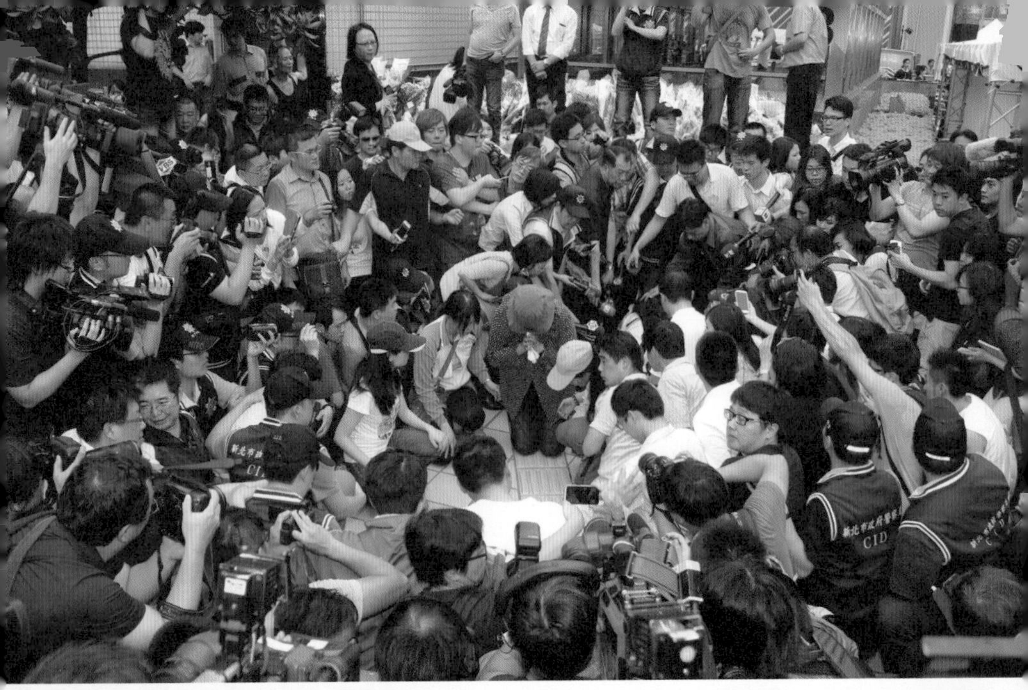

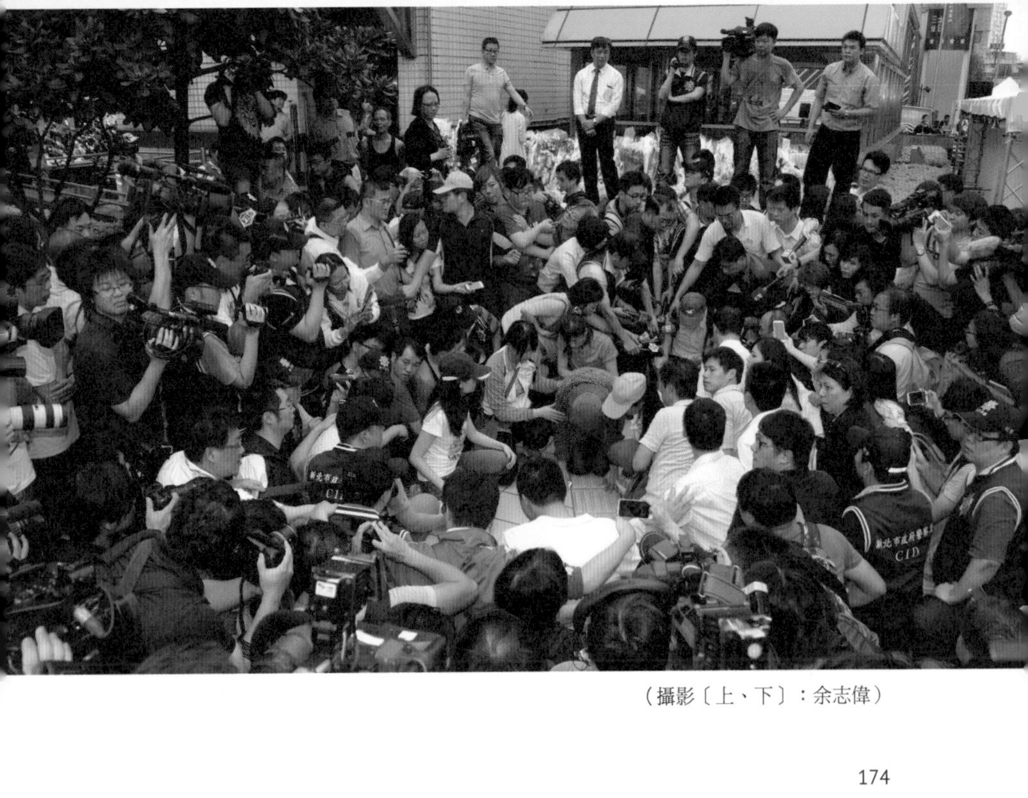

（攝影〔上、下〕：余志偉）

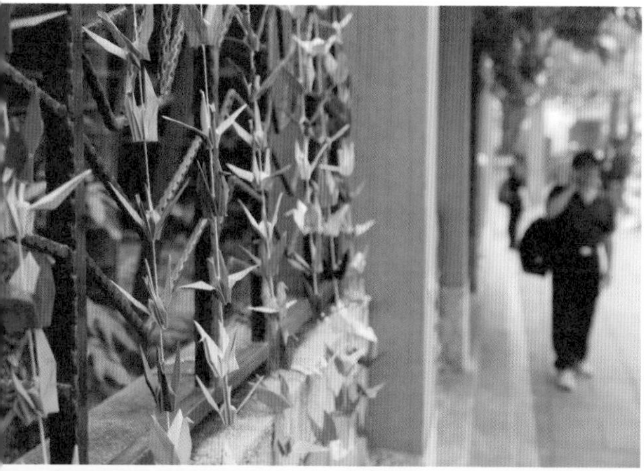

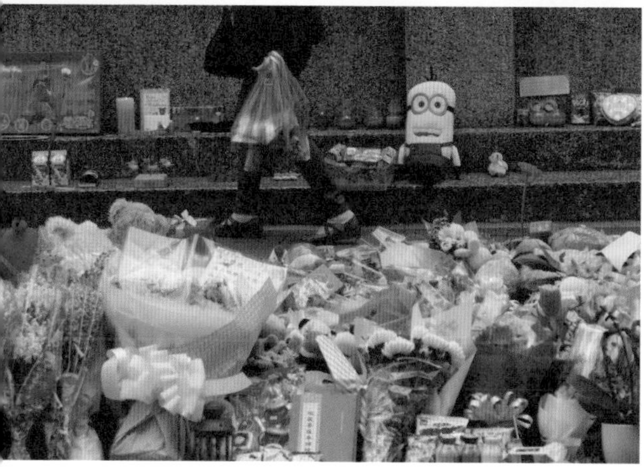

（攝影〔上、下〕：吳逸驊）

・二〇一四年，臺北捷運隨機殺人事件震驚社會；二〇一六年，內湖女童案再次挑動當時社會緊張的氛圍。然而，在情緒沸騰之時，仍有民眾自發性悼念，希望弭平焦慮與傷痕。

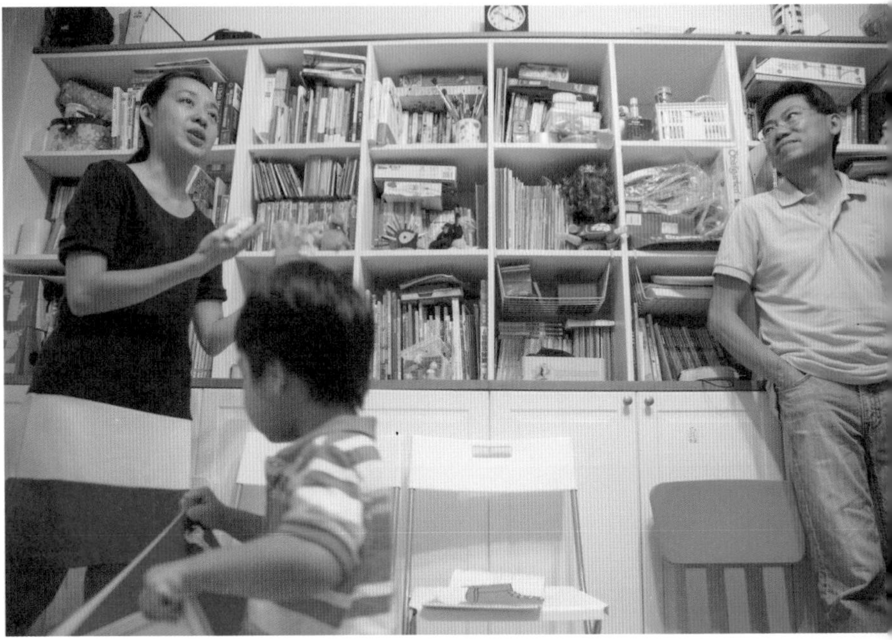

（攝影：曾原信）

小燈泡父母堅定地站在同一陣線，打破了多重堅固不移的既定概念，包括「受害者」應該是充滿無助、需要安慰，並不受打擾地靜靜療傷遺忘。他們頻繁地透過各種形式的傳播管道（電子媒體、臉書、部落格），感性與理性兼具的表達訴求，主動發聲，盡可能傳達受害者家屬真實的想法與處境，而非通過記者的「再現詮釋」。

最重要的是，對於要如何伸張「正義」，挑戰了殺人償命理所當然的正當性，試圖探究更深層的原因，正視防治之道。

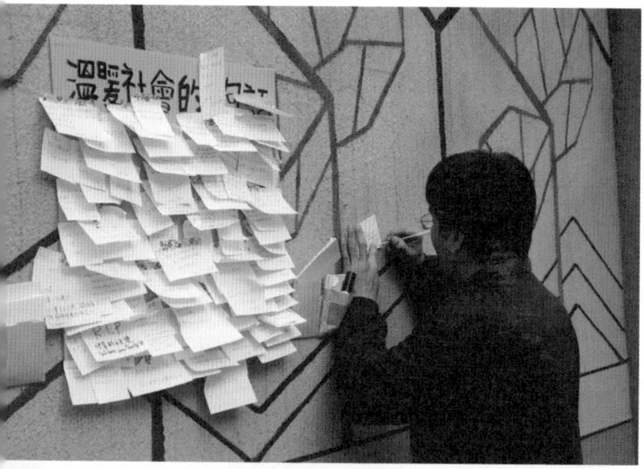

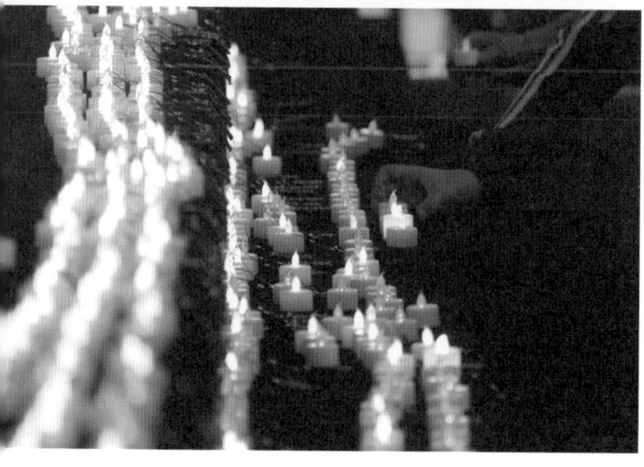

·事件後，社會仍有不少人努力保持主體的清明，拉出理性的距離。生者除了在心底紀念亡者，也必須思考該如何重建已然殘缺的社會安全網。（攝影〔上〕：吳逸驊　〔下〕：余志偉）

．進入精神病人家中的「關懷訪視員」，是陪伴個案與協助連結資源的第一線專業者。臺灣推行「社區精神病人關懷訪視」計畫至今邁入第十二年。然而，為了要協助個案連結不同的社會福利資源，社關員的工作有時又會橫跨社工，多重的角色使其定位與其他專業者相較顯得非常模糊。（攝影〔右下〕：曾原信　〔左上、左下〕：吳逸驊）

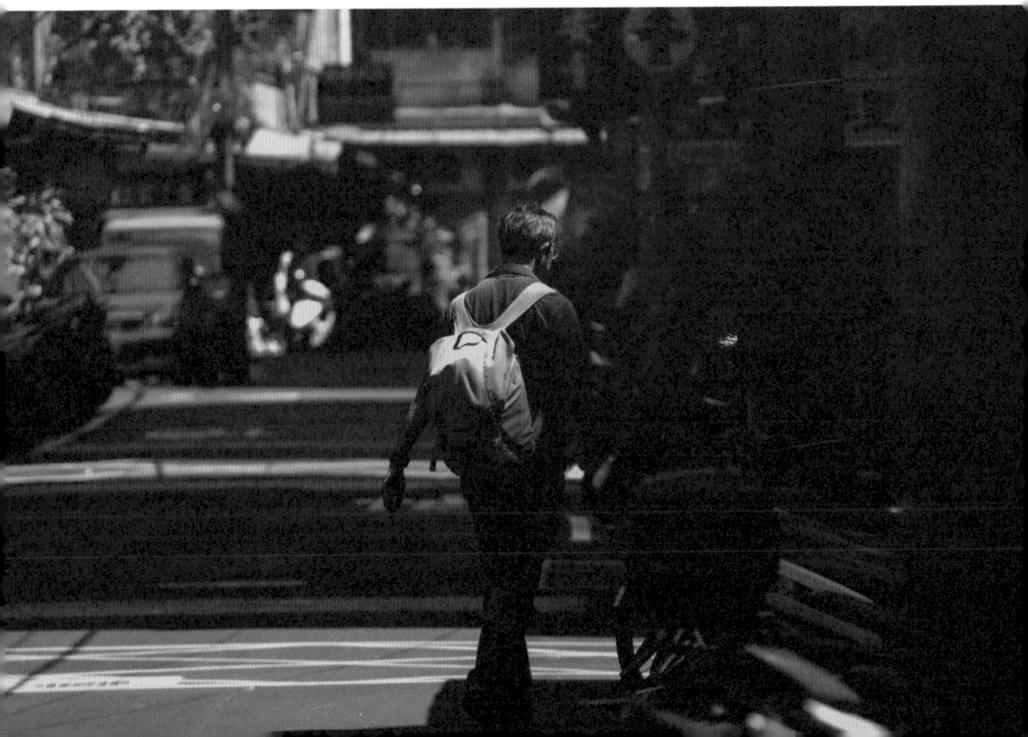

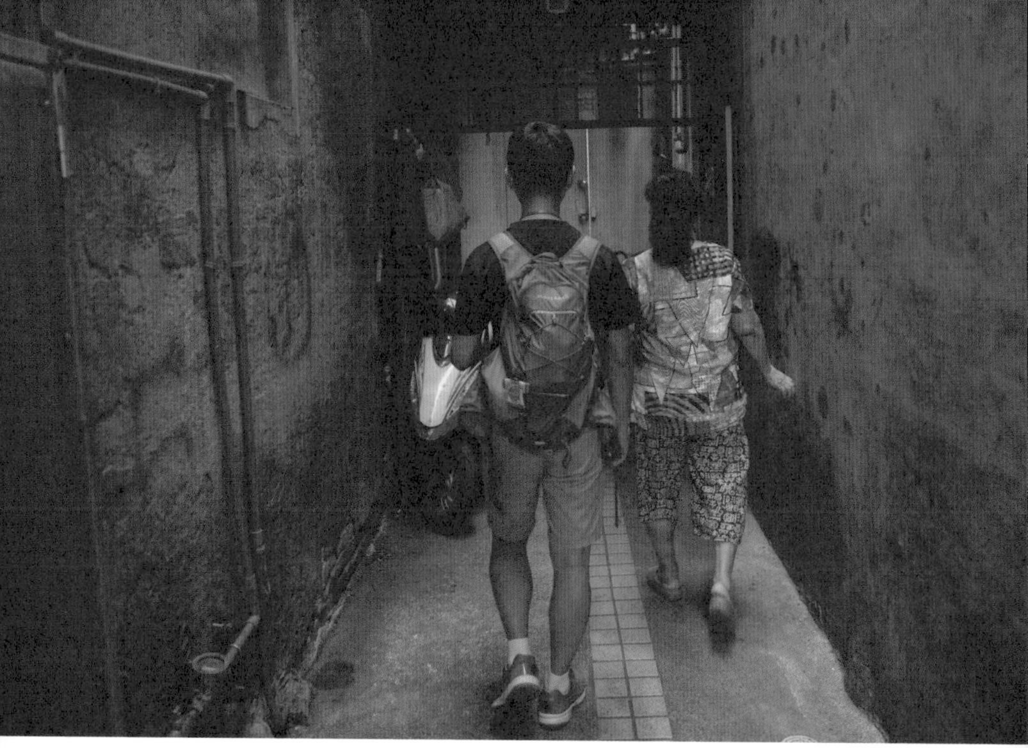

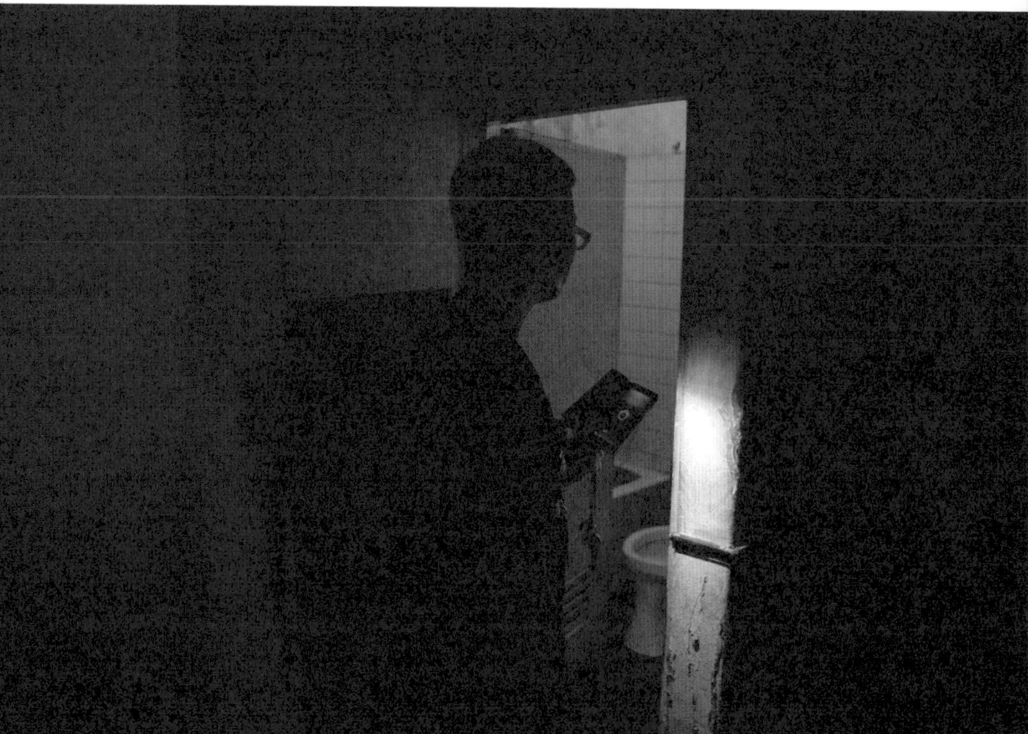

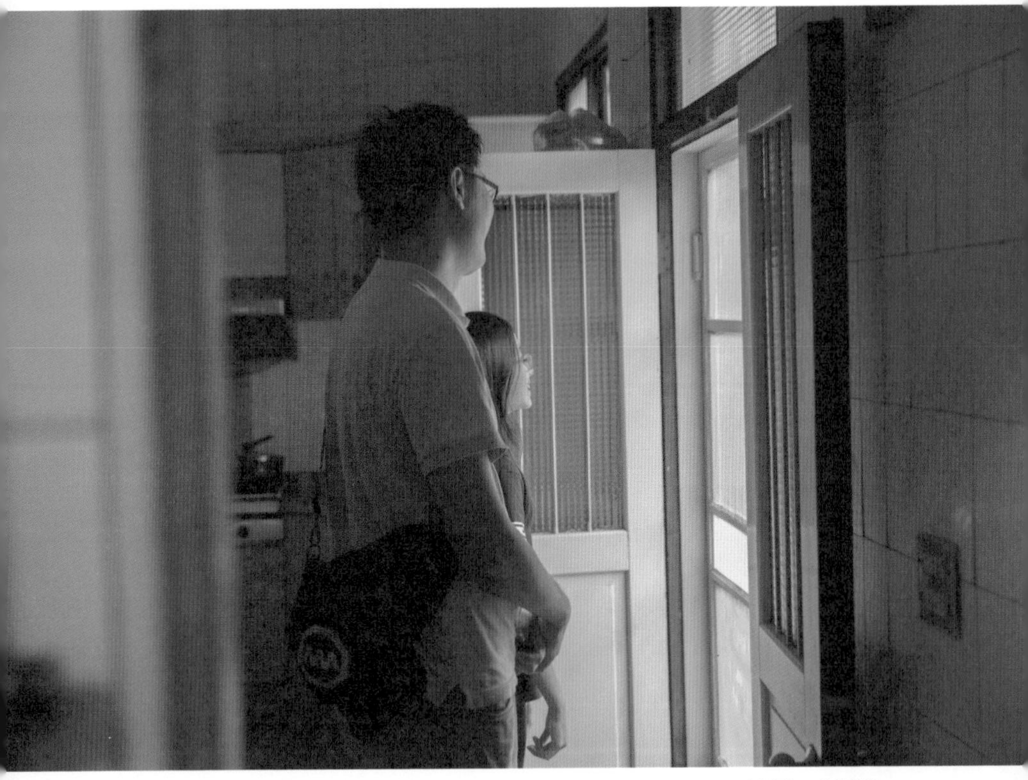

（攝影：吳逸驊）

陪伴沒有盡頭。在一整個難以翻轉的社會結構最底層，所謂的精神病症只是種種生存困境最後所顯現的表徵，精神醫療與藥物對於他們的問題與痛苦能做的改變很少；而處在這個體系最前線卻也最末端的社關員，只能看似徒勞地不斷努力著。

第一部　主體的幽微聲音

第二部　理解之艱難

第三部　排除或接納

從日前被解散的龍發堂，到至今在世界上都僅存無幾的大型精神病院，玉里榮院，臺灣社會面對慢性精神疾病的歷史，處處充滿「前現代」的痕跡。

而當近幾年欲接軌國際，高唱「人權」的主旋律下，精神疾病與「我們」又有多少距離？與社會融合之路，又還有多少崎嶇？

關鍵字

前現代機構

社區融合

人權公約

一　龍發堂最後的日子

位在臺南與高雄交界的寺廟「龍發堂」，收容了約五百名精神病患，半個世紀始終在體制外，宗教療法是患者最後救贖還是偏門左道，長期爭執不下又無可解決。二〇一七年寺內爆發嚴重的阿米巴痢疾合併肺結核群聚感染，高雄市政府宣布將令其解散前夕，我深入獨家採訪「堂眾」及家屬面臨的處境，對照公部門的介入行動，透過一九八〇年代第一位進入調查的精神科醫師文榮光的歷史視野及影像紀錄，共同與這場跨世紀的「歷史共業」對話。

・美玲的薩克斯風

美玲熟稔地將樂譜架在薩克斯風的吹管上，《驪歌》的樂聲迴盪在空蕩的佛堂，她再選了其他三首平時練習的曲目，專注吹奏。難得拿起這把跟著她已經十多年的樂器，這陣子以來的憂容一掃而空，臉上泛起滿足的笑。

「要認真學啊，學什麼就要像什麼，對不對？人家教我，我就要用心教別人，要傳下去，不要只有自己會而已，我都教會四、五個同學喔！」

因為此地已被衛生局指定為疫區，限制集會活動，再難像以往每日上下午可固定到廣場散步活動、跳宋江或練習樂器，大多時間都必須待在佛堂旁的水泥大樓內——無隔間的開放床位或通鋪，曾是五百多名居住在龍發堂「堂眾」的家，因為疫情已近半被移出到醫療院所。

十三年前，美玲第二次來到龍發堂。因為精神疾病反覆發作，家人四處求醫、住院治療皆無效，長久以來家中積蓄已花費殆盡，加上擔心發病時的行為舉止有天會傷害自己的孩子，無比內疚的她，想到十九歲出車禍那年不省人事，曾被父親送來龍發堂，於是自己騎車來到當年使她恢復健康的地方，請求師父收留，一住至今。

外人眼中的黑暗角落，是接納如她一般失序人生的庇護所。

「這裡的空間大，可以很自由活動，跟在醫院最大差別是，藥物會減輕，師父待我們像家人，堂眾就像親姊妹，互相聊天、幫忙。」

美玲一直記得，剛進來時衣不蔽體、什麼事都不知道的情況下，一位較資深的堂眾細心教導陪伴，漸漸使她能夠自理生活，到了現在，換成她耐心地幫助狀況不好的堂眾。但因為高雄市衛生局的規定，這位資深堂眾昨日被移往凱旋醫院，在不斷的哭泣與抗拒中，仍堅不簽署住院同意書，最後衛生局與醫院人員以「強制住院」的方式，被送進這座高雄地區最大的精神專科醫院。美玲擔心得哭了，害怕下一個就輪到她，被永遠的從這個大家庭拆散。

「十一月份凱旋醫院的醫師一來就問我，妳有沒有想自殺？在龍發堂有沒有人要害妳？有沒有什麼委屈？有沒有家人關心？我說：『都沒有。』住在這裡十多年，家裡的人從沒來會客，只要有師父們的關心就好了，在這裡很快樂，情緒穩定又沒有暴力傾向，還會幫忙同學洗手、洗澡、穿衣服、穿襪子、剪指甲，照顧比我弱勢的人，不知道為什麼把我分成第一、二類？也不會聽我們講我們的心聲，只談個兩分鐘就要決定我的下一步人生，我們雖然是病患但也有人權耶！不是人家強制像動物一樣牽你到哪裡就要到哪裡，我好害怕他們打乖針（鎮靜劑）就直接把我們拖走了！」

美玲的心聲無處訴說，她與其他五百名龍發堂堂眾皆被外界看作同一張可憐的受害者面貌，被龍發堂的惡勢力所掌控，不想被移出只是囿於改變或是被洗腦的樣板。

然而，仍無法隱藏公部門介入處理的粗糙手法。在極度壓縮的診斷評估時間中，堂眾常因態度不配合、透露的個人訊息有限，原本生活能自理者竟被醫師分類成第一、二類精神症狀最嚴重患者（包括一位年長的出家師父），造成醫療專業判斷與住民自我認知的巨大落差。

【補充】龍發堂的「感情鍊」

高雄縣路竹鄉民李焜泰於一九七〇年代出家，法名釋開豐，在家鄉農地創辦龍發堂，偶然收留第一位精神失序者，因常四處縱火燒草寮，只好用草繩相繫，與其一同工作、生活，騷亂之人竟逐漸乖順，一時之間龍發堂名噪四方，愈來愈多民眾將罹患精神病的家人送來。

早年的權宜之計，後演變成為著名的「感情鍊」，將躁動與被動的堂眾以鐵鍊相繫，由前者帶動後者，誦經禮佛、飼養豬雞、製作衣物，彷如一片自給自足的化外之境，藉民間宗教與體力勞動，開創出有別於主流精神醫療的照護模式，後來更訓練堂眾跳宋江、吹樂器等才藝，展示神奇的收治成效。然而過往報導影像中的鐵鍊意象已深入人心，大剌剌剌入以文明自居的現代社會，罔顧人權的爭議無止息。

後來因口蹄疫而停止飼育家畜，成衣廠也關閉停產，今日的龍發堂已非簡陋的茅草磚房，立面造型俗麗的佛堂裡，二〇〇四年去世的釋開豐「金身」端坐，儼然永恆神祇接受信眾朝拜，佛堂旁一幢地下一層地上七層的水泥大樓聳立，百名堂眾居住其中，身上的鐵鍊也大半見不到了，但「兩兩相繫」、「互相帶動」的遺緒，仍根深蒂固地存在。作為一所長久自外於政府法規與體制的機構，除了二十多名出家人，完全沒有專業的醫護人員照顧，上百名住民依賴團體內部的自我管理維繫平日生活，由功能較好者擔任「班長」，帶領與指揮其他人。二〇一七年中龍發堂爆發阿米巴痢疾合併肺結核群聚感染後，鑑於收容堂眾的空間衛生條件堪慮，有可能使疫情擴散，在將受感染的三十一名患者送醫治療後，高雄市衛生局即著手將其他住民依照病症的嚴重程度，分批陸續移出安置到專業醫療機構，更在二〇一七年十二月二十一日依據《傳染病防治法》公告龍發堂為法定傳染病疫區，所有堂眾「只出不進」，意謂著一旦被轉出，就不能再回到龍發堂。

但由於龍發堂完全脫離精神醫療體系，正規的症狀分類資料闕如，於是從十月底到十一月初，多位精神專科醫師進駐，持續九個工作日的時間診斷全部住民（包括堂中出家的師父也被當成病患問診），按照「精神病患性質評估表」分為六類，其中第一、二類的精神病症狀最為嚴重，無法維持個人衛生及生活行為，必需優先被移出安置。

・被當做一個「人」

與美玲相仿，擔任「班長」的漢民也是堂眾中精神症狀相對輕微，能自理生活甚且協助照顧其他較嚴重者，卻被列為第一、二類。

「醫生問我一些過去的事情，我說：『對不起，過去的事我不想提，請你不要再問這些問題。』只見面兩次，加起來不到五分鐘，就下了第一、二類型的評斷。該做的檢查我們通通有遵照，假如今天得傳染病，把我轉到別的醫院治療我接受，但是用這種粗糙的方式把我當作洗手都不會洗手，強制到醫院吃藥，那我還真的變成神經病！」

六十歲的漢民，過往人生不是沒有見過風浪起落，他不能接受，高雄市衛生局派來的醫師對他的生活完全不了解就逕自分類，更擔心若被轉出到陌生醫院，被當成白老鼠，餵食在缺乏互信關係的診斷過程下所開的藥物。

漢民退伍後跑船賺了筆錢，隨即結婚即赴美開餐館，在科羅拉多州首府丹佛住了七年，後來出事回臺，轉而往來兩岸經商，是最早從中國進口大理石的人之一，後來生意失敗精神出狀況，在國軍臺中總醫院歷經三位主任醫師診斷為憂鬱症，前前後後住院十年，二〇一四年，由子女介紹住進龍發堂。

「以前住院完全就是用藥物控制我們病患，長期服藥每天都『戇神戇神』，來這邊對我最大幫助是生活規律，有信仰寄託，內心會感覺到比較平靜，慢慢藥物可以減輕，現在除了安眠藥，不用再吃精神科的藥。」看到龍發堂內人與人之間的互相照顧與平等對待，以前是基督徒的他深受感動，也跟著誦經禮佛。

「我來這邊學了很多，體會到這麼多人比我可憐，我還能幫忙照顧別人，幫忙洗澡、餵飯，這都是受一些師兄的感動，他們每天照顧我們是沒有領錢的，人家是為了什麼？為了出於人類的一種愛！以前在外面請人照顧，特別看護一天兩千兩百元、半天一千一百元，誰付得起？我來這裡一個月一萬，吃住全包，很多人一毛沒繳，也跟大家一同吃住，不因有繳錢就吃較好。在這邊起碼感覺被當做一個『人』看，在醫院，不管再怎麼樣人家眼裡看你就是精神病患。」

為預防下一波可能的感染，衛生部門與醫療專業人士持續進入長久封閉的龍發堂執行環境查核、人員清點與住民的血液篩檢、胸部X光等身體檢查，然而，對漢民而言，那些昂著下巴、以尖銳眼神掃視、舉起強力手電筒探照牆角的大官，只把他們當作動物園裡的動物，無人在乎他們內心真正的想法。

「衛生局的人每個禮拜來好幾次，搞得我們得時時 standby，我還可以控制情緒，有些人真的沒辦法，被你在那邊操，操完之後晚上他就發作，大吼大叫。每天都看著被點名的人，行李收一收上車馬上就走了，連講話的機會都沒有，如果有一天我已經被送到醫院，麻煩你們去查一下在哪一家，去探視一下，幫我個忙，救救我這個老人家。」

・非洲部落

「那裡像一個非洲部落，環境比北韓還糟糕，很不可思議。」高雄市衛生局副局長林盟喬說，二〇一七年爆發疫情後，他率隊進入龍發堂稽查近十次，談起看到的景象還是心有餘悸，鐵欄杆內成群像殭屍不停繞圈的病患、糞溝裡堆積的糞便、蚊蠅鼠蟑等病媒爬行、態度不配合甚至從樓上丟下鐵條的工作人員……再再印證他心中龍發堂等於人間煉獄的印象。

「我們接受正規的醫學教育後去執業，但是臺灣卻有一塊地方，不知道為什麼就關在那裡，過著不為人知的生活與治療方式，對於我們衛生醫療專業人員來講，是一種很奇怪的陰影跟恥辱。」

禁錮堂眾的鐵欄杆，因為一次偶然的事件而被打開。二〇一七年七月五日，一名患者嚴重腹瀉病危，經查個案來自龍發堂，衛生單位驚覺事態嚴重，高雄市衛生局對龍發堂全面採檢，從七月至九月發現十三名阿米巴痢疾確診個案，十一月到十二月疫情持續延燒，再度爆發十八名確診個案，疾管署在十一月份發現疫情嚴峻，下達應將其列為「感染控制查核」對象。

「我們懷疑過去也可能發生過類似的事，但被堂方全力防堵掩蓋，百密一疏，這次因為當天是假日，沒有小診所可以處理，他們不小心把個案送到大型醫院，經過通報才被我們發現。」高雄市衛生局疾病管制處處長潘炤穎說。

阿米巴痢疾主要由糞口傳染，多見於熱帶地區衛生較差的農村，經過衛生條件的改善，幾乎已在現代社會絕跡，意外曝光的疫情，使得長期處於灰色地帶的龍發堂出現一道破口，讓公權力得以名正言順介入。

「因為龍發堂從開始就是一個沒有正常立案的單位，各方面想管理它卻又無法可管，長久以來又是一個既存事實，各單位都非常頭痛，疾管署因為疫情，不管不行，放那邊再擴大蔓延甚至死人，我們都難辭其咎。因為關係到傳染病、患者就醫權、疫病防治等，我們有更多資源，從制度面直接介入。」林盟喬說。

當堂眾持續被帶走，由於環境衛生與照護方式從各方面都不符合現代醫療機構的規範，衛生局頻繁的查核過程中，從《傳染病防治法》、《食品衛生管理法》、《精神衛生法》開出近百萬的罰單，並要求限期改善。

「都說『防疫如作戰』，但從七月到現在，好像是他們在跟我們作戰。」龍發堂秘書兼發言人李芳玲說。對於龍發堂的管理者而言，公部門一股腦放大各項缺失，施以嚴厲的處罰，塑造負面的社會觀感，卻不願意協助輔導，背後目的很明顯，就是要讓龍發堂消失。

「發生疫情後，十二月十八日召開的第一個記者會也不是在探討傳染病，反而找了臺灣精神醫學會連署、康復之友協會背書，就會覺得到底是怎麼一回事？講白點，龍發堂照顧這些精神病的孩子，讓家屬安居樂業到底是做錯什麼？」

與家屬的「互生關係」，是龍發堂得以長久存續的最重要基礎。疫情爆發後，排山倒海而來要解散龍發堂的風聲，讓許多家屬在惶恐中夜不成眠。

家住臺中的劉如臻，是最早現身與官方激烈對話的家屬：「我在高雄市衛生局局長黃志中的臉書中說，你們一直用輕蔑的語氣批評龍發堂，等於也是在刺傷家屬的心，我們因為這個小孩子經過長期折磨，好不容易在這裡平靜下來，今天你們每個人都自認正義使者，說要來替我們的小孩爭人權。請問這二十八年來，擁有公權力的政府和掌握專業的醫生為我們做了什麼？像皮球一樣踢過來踢過去！而從頭到尾真正的病人、家屬、付出照顧的龍發堂，被關在裡面啞口無聲，任外面的人攻擊！」

劉如臻弟弟的故事，幾乎家屬共同經歷的縮影。家人從二十多年前就帶著發病的弟弟在彰化基督教醫院、草屯療養院來回奔波醫治，住院一段時間，被醫生說好了要出院，回到家又陷入反覆發病的輪迴，半夜拿菜刀、放火，甚至出動隔壁派出所三位警察壓制，走投無路之下打聽到龍發堂，師父來到家裡說，走，跟著師父走，我帶你去修行，弟弟突然之間整個穩定下來，就此在龍發堂度過二十年安靜的日子，直到疫情爆發，在第二波感染阿米巴痢疾的名單中，與十二名堂眾被送到高雄市立民生醫院住院治療。

劉如臻兩次去探視，發現弟弟頭上多了許多道傷疤，醫護人員表示他入院後一直在抓頭，把自己抓傷，以前看到姊姊來都會打招呼，住院後反應也變得遲鈍呆滯，認不太出親人。

關於何時出院、堂眾的下一步何去何從，衛生局至今都無法給出明確的答案，眾多家屬已按捺不住，打算成立自救會，劉如臻對龍發堂前景感到悲觀，經濟條件還算充裕的她，已準備自行安排未來能夠長期照護弟弟的處所。

・最後的對話

龍發堂長達半世紀的歷史，就是一連串堂方、家屬／官方、精神醫療形同水火的對抗拉鋸，在一九九〇年《精神衛生法》立法前後達到衝突的最高峰。因規範精神病患需接受醫療，堂方聯合家屬北上立法院與衛生署陳情抗議、到支持法案的立委家門前奏哀樂，揚言解散把數百名精神病患放出來等，在精神醫療資源仍不充足的年代，公部門視之為燙手山芋，而默許它繼續存在。

「時空變化之大，當年的媒體輿論一面倒的挺龍發堂，整體社會氛圍使政府難以處理。」文心診所院長文榮光說，「一九八四年，老師父釋開豐因為販賣佛像斂財的罪名被抓去關半年，出獄時像黨外人士一般，民眾夾道歡迎。當時還是戒嚴時期，民眾對國民黨政府、司法部門很有敵意，把他當英雄凱旋歸來。」

一九八〇年代文榮光擔任高雄醫學院附設醫院精神科主任期間，曾接受國科會委託帶領醫學團隊進駐龍發堂進行深入的調查研究，詳細記錄與分析堂中的日常作息活動，並對當時的一百多名堂眾進行全面性生理與精神症狀鑑定、家屬求助模式調查等等。

那是兩種截然不同文化，在歷史上第一次、也是唯一一次的「人類學」式交會：一方是自豪於獨道的收治病患成果，對專業者敞開大門展示並期待獲得認可的龍發堂；另一方是為探詢民間社會自主發展出的非醫療模式，充滿熱情與使命感的精神醫療拓荒者。

在精神醫療尚未全面朝向藥物控制，對社會文化與心理治療模式充滿開放、多元想像的年代，兩者曾有對話甚至合作共生的可能。

《慢性精神疾病患者求助行為及其復健模式的比較研究Ｉ、龍發堂的故事》一書中提及：「龍發堂病人的社會功能沒有退步，反而有進步，即使是一點點，已是非常難得的成就，何況，該堂的復健模式是『土法煉鋼』式的，而且是監禁式與機構化，也許，該堂提供的民俗醫療可能發揮類似心理治療的作用，可促進病人對出家人的順從度與接受度。另一方面出家人對病人的態度比起家屬也許較接近治療性（高度的容忍與接納，較少負面情緒的投入而有較多正面的情緒支持）。」然而，報告結論中的另一部分，卻使雙方關係決裂，此後龍發堂對精神醫療徹底關上大門。根據文榮光團隊調閱與龍發堂合作診所開出過往堂眾的死亡診斷書，發現平均年齡偏低（三十三歲），死亡比例偏高（當時堂眾總數約兩百人，平均一年死亡近十人），而且近半是因感染而死亡，可事先預防及治療性相當大。

「龍發堂的聲望當時正如日中天，這個重要的結論在當時發揮不了影響，這麼多年下來，在裡面『死於非命』的堂眾我判斷至少有五百位，這是我心中的痛！」文榮光說。

時間不會回頭，曾有的對話機會已經永遠失去，重複落入訴諸「道德」的對立：龍發堂聲稱出於宗教善心替家庭社會「解決」問題，公部門為「解救」被社會家庭遺棄的病患而義無反顧介入，這或許正尖銳反應此疾病難以用科學與醫學完全解釋、治癒，牽涉到不同經驗與立場的道德本質。

二〇一八年一月初，司法單位開始介入龍發堂問題，高雄地檢署傳喚總監釋心賢與住持釋心善等管理階層，針對過往堂眾的死因疑點進行調查。文榮光的遺憾與嘆息，三十五年後終得到正視。

一月十三日與衛生局的一場閉門會議裡，文榮光以「跨世紀的歷史悲劇」為題，對政府部門提出建言，表示歷年來上百億的預算被投入改善精神醫療時，龍發堂的病患卻猶如社會棄兒，這是一個要由政府概括承受的歷史共業，應該將宗教與醫療分開，以專案經費全面接管及照顧病患，讓龍發堂回歸其宗教信仰的功能。

在與國家橫亙半世紀的角力中，龍發堂最後的命運已經大致底定，翻過新的一頁，曾經走在醫療與道德暗影地帶的堂眾們，能否跟這個非黑即白的新世界重新接軌？他們曾經被遺忘的生命，將在未來檢驗著現在以「人權」為名的許諾。

二 走出愚人船

——精神病患社區家園理想與現實的距離

從西方中世紀「愚人船」預言中被流放，到現代醫療體系中需要被治療，精神病患自古以來存在理性世界的暗面，不成比例地構成社會巨大的風險。在近年頻繁的社會事件之後，描述思覺失調症患者與社會之間張力的戲劇《我們與惡的距離》，掀起一波討論熱潮，但是在戲劇熱潮結束之後，那些慢性精神疾病患者返回主流社會的路途，其實依然艱險。

臺灣在二〇一四年引入國際性的《身心障礙者權利公約》（CRPD），很大程度上，服膺歐美國家自一九六〇年代持續至今的「去機構化」運動，明確立法宣示身心障礙者享有與其他人同等生活在社區的平等權利以及選擇。近年在臺灣少數縣市推展的「社區家園」，讓住民可以相對獨立自主地在外生活，是慢性精神病患在醫療照護體系之外與社區融合的契機，但要獲得大眾的理解與接納還是充滿挑戰。

從近日遭到抗議的都會區，到半世紀接納精神病患的小鎮，在歷史脈絡與生命經驗的交織對話中，看見那些被主流標定的「異常」中，努力活出的「日常」。

1.【臺北篇】臺北文林家園風波下，難以突破的恐懼與成見

在人口稠密、房地產價格高漲的都會區設置服務身心障礙者的空間常遭到來自居民的挑戰，成為「鄰避設施」，其中又以精障者受到最強烈的排拒。儘管二十一世紀以來，臺灣為融入國際社會簽署多項國際人權公約，但從二〇一八年到二〇一九年，文林家園遭在地社區抵制，延宕一年遲遲無法入住，再次讓人看到根深柢固的成見從未改變，融入社區的理想難如登天。

「我還蠻會哭的，大概也跟李曉明一樣，一直聽到有人在罵我、覺得很煩很煩，抓狂發瘋，有一陣子會很崩潰，那時大學班導說我很好，不會去攻擊別人，只會一直哭、一直哭。」在客廳陪著剛下班回家的室友再看一遍之前最夯的《我們與惡的距離》時，水草（化名）說。社工在影音平台上剛買下全套，她兩、三天就將十集全數看完。

大學時期水草因為課業因素以及目睹有人在教室旁跳樓自殺，導致莫名心理壓力，開始聽到責備的聲音並出現被害妄想，感覺被監視器包圍，幾乎無法睡覺，第一次住進精神病房時，被告知罹患精神分裂症，出院不久，這個連自己不知道是什麼意思的病，又改名為思覺

失調；五、六年來住院五次以上的她，也從被人家說怪怪的，搞不清楚發生什麼事，到辨識出每每經過學校，常聽見的嘲笑聲音是「幻聽」，在藥物的控制下，聲音已經少很多。

儘管家人希望繼續住在家裡就好，但看著過往同學朋友紛紛工作成家，現年二十多歲、科大會計系畢業的水草也感到壓力，想要嘗試自己獨立，申請住進這間四十多坪整潔寬敞的公寓：「金南社區家園」，和其他四位同樣有精神或智能障礙的室友同住，學習建立生活習慣，並積極找到第一份生病以來的全職工作：百貨公司外包清潔工，雖然做不到兩個月就因體力不濟離職[1]，她仍努力維持正常的生活作息，白天去社區復健中心從事一些基本手工。

「住家園我才知道，自己的習慣差到爆，很多生活常識都不知道，像我出門都沒鎖門，也不會打掃家裡，以前常迷路，我們一起製作地圖，更清楚附近常去的地點在哪裡、怎麼走。我喜歡家園的生活，有教保員協助一起面對自己的困難，是我們最重要的傾聽者，尤其是幻聽一直在旁邊攻擊我的時候。」水草說。

1 據衛福部《105年身心障礙者生活狀況及需求調查報告》統計與分析，慢性精神病患在工作職場上遇到的困境普遍較其他障別高，包括未達半年短期就業的次數四．七四次最高（身障者平均次數為三．三五次），求職遇到不平等對待比率百分之五十最高，「體力無法勝任」及「工作負荷重」比率也高於其他障礙類別者。

・機構照護模式之外，社區自立生活的選擇

社區家園提供身心障礙者在機構與家庭之外，練習自立生活並在同儕支持中融入社區環境。過往這樣在傳統機構之外的居住模式多以心智類（智能障礙、自閉症）身障者居多，由於強烈的汙名化標籤，社區接納程度有限，能讓精障者自主居住的空間屈指可數（除了歷史背景特殊的花蓮玉里，以及零星在南投及高雄有類似家園；玉里的情形，詳見後文）。

臺北市康復之友協會（北市康）在二〇一八年初接受社會局委託，開辦的「金南社區家園」，是臺北市第一處接受精障者申請入住的空間。不管是療養院或康復之家，一直以來慢性精神病患居住型態的選擇，仍不脫集中式的管理，只是規模與程度的差異，住民被規範在一定時間與空間框架內活動，但金南社區家園讓精障者如同一般人在外租屋，六位室友住在市中心一整層電梯大廈內，白天有各自的工作或活動，晚上回家一起社交、互動，不會有嚴格的門禁與規定，而是透過共同的討論，擬定生活公約，社工以及陪同過夜的教保員，在有需要時從旁協助。入住需通過評估，每月費用為五千元，其他房租與水電瓦斯等則由市府補助。

「當聽到要住身心障礙者，大部分房東都直接掛電話，大概找了上百間房子，才找到這

裡，其實有點誤打誤撞，因為開價太高一直找不到房客，房東可能想趕快租出去。」北市康社工督導謝佩玲說，代價除了高昂的租金，契約上也載明，如果鄰居有抱怨，就要無條件解約，「可能這棟大樓的住戶都是高社經地位，跟鄰居雖然互動不多，表面上都很客氣。但有陣子每天深夜會有人按電鈴，應答卻沒人，為了避免繼續被干擾，只好把電鈴拔掉。」

儘管尋覓房子的過程不易，運作快一年的金南社區家園尚稱順利，附近的店家甚至已和住民熟識，在上門東西時都會親切問候關心幾句，然而第二處預計開辦的「文林家園」（籌辦初期名為「洲美社區家園」）卻不是如此。

水草為了住得離白天復健活動的區域近一些，原本打算申請入住文林家園，沒想到還沒住進去，就遭遇當地居民的強烈抵抗。即使場地屬於臺北市社會局，工作人員及住民從二〇一八年至今被屏除在外，不得其門而入。

「和社工去參觀過兩次，大樓窗戶上貼著『還我家園』之類的標語。這演的情節和我們碰到的根本一模一樣。原本很期待可以住進去，結果鄰居抗議得很兇，好像把我們當成核能或監獄一樣，會讓他們身體不好或是從裡面跑出來攻擊別人。」《我們與惡的距離》第二集出現康復之家被周遭居民抗議事件，讓水草想起發生在自己身上的事。

「可能有幾個因素讓他們害怕，第一、旁邊是學校，第二、都是以前的住家，第三、有公園小孩子會去，」水草試圖理性地分析，未來（可能）鄰居的反應所為何來，「就是怕殺人吧！就像是一看到胖子，馬上就想到體力差、病一堆，可是有些胖子雖然不會走很快，可是不像人家想像中體力差；或比如加油站，覺得一有菸就會爆炸，可是也有人在那邊抽菸結果沒有爆炸，很難講說每次都百分之百會怎樣。」

「可還是覺得很、很難過啊，也是會因為這樣哭。」猶如在看自己的故事，虛構的劇情完全呼應真實人生——受幻聽所苦的身心、被鄰人當作罪犯般恐懼且排斥。

・國際高度的人權理念下，與現實的遙遠距離

「社區居住服務跟《身心障礙者權益保障法》於二〇一二年的施行有關，大幅度改版後擬定很多元的服務（第五十條），其中就有一項就是社區居住。最常被住戶挑戰的就是問：『如果在你家，你接受嗎？』『為什麼不選在好山好水的地方，對他們復原非常好』……可是身障者現在不要再以一種隔離的方式面對，他們就是一般人，為什麼要被剝奪在社區裡生活的豐富性，隨時到便利商店、鄰近診所看病，而只能去山上遙遠的機構裡面去生活？對居民自然而然的事情，對身障者也是一樣。」臺北市社會局身障科科長林玟漪表示。

為融入國際社會並與人權普世價值接軌，政府多年來積極簽署各項國際人權公約，繼二〇〇九年《兩公約施行法》、二〇一一年《消除對婦女一切形式歧視公約施行法》陸續公布後，二〇一四年亦將《身心障礙者權利公約》（CRPD）以及《兒童權利公約》（CRC）二部公約國內法化（《身心障礙者權利公約施行法》、《兒童權利公約施行法》）。

CRPD第十九條「自立生活和融入社區」即明定：「本公約締約各國確認，所有身心障礙者享有在社區中生活的平等權利以及與其他人同等的選擇，應當採取有效和適當的措施，以便於身心障礙者充分享有這項權利，充分融入和參與社區。」

即使以國際高度、法律的框架揭櫫人權理念，更盛大的進行國際審查並作成國家報告，理想與現實的差距卻始終未曾改變。

「現在文林家園遭遇到的，和那時東明公宅丙基地的歷程很像，四次面對面的說明溝通，反彈都很激烈，連台詞都幾乎一模一樣，說這些『低能兒』、『肖仔』、『你想讓小燈泡的事情在這邊發生嗎？』『我們這邊那麼多小孩子』……而當後來我們搬出CRPD，強調障礙者跟大家有一樣的權力，他們在表達上才慢慢避開敏感字眼，但既定印象已經存在，說服過程非常痛苦。」林玟漪說。

一直以來，在人口稠密、房地產價格高漲的臺北市，服務身障者的機構或居住空間常成為鄰人的眼中釘，二〇一八年落成的南港東明公宅旁，有一棟提供心智障礙者全日照顧的社福機構，由於鄰近三鐵共構的南港車站，周遭都是近年興建的豪宅，遭到鄰居強烈抗議，聲言這麼精華的地段，不該有如此「鄰避設施」。

在社會局釋出善意，微調設計並邀請入內參觀降低住戶疑慮，加上新聞不再關注後，該機構在偶爾異樣的眼光與耳語下順利運作。然而文林家園仍陷入僵局，公部門於二〇一九年三月中陸續舉行的兩場說明會，在地居民全數缺席抵制，溝通管道完全斷裂。家園座落地點的士林洲美地區的「軟橋裕花園社區」，因為土地徵收過程以及專案住宅的分配問題已紛擾多時，使問題更形複雜。

・土地徵收風波下，從被剝奪衍生的排他感

洲美是基隆河與外雙溪下游之間的沖積沙洲，與隔鄰的社子及關渡平原長達半世紀屬於限建地區，在多變的臺北維持一方純樸的鄉村風貌，外來人口不多，以姓氏宗族為主構成一個相對封閉的社區體系。

然而臺北市政府為了要發展「士林北投科技園區」而進行區段徵收，整個徵收過程紛擾

不斷，最終分配給拆遷戶以成本價購的專案住宅，則因為資格認定的關係，只有六到七成原居民能回到故里。北市康就在這個延續十年的紛擾中，於二〇一八年八月開始進行社區家園的籌備工作。

「這個案子其實已經歷經兩次流標，後來社會局打電話來拜託，以管理風險而言，住宿都比日間型跟就業服務的風險高，去年協會非常忙碌，經費跟人事壓力都很大，我們其實已經拒絕兩、三次，但長期看到精障朋友在社區的服務很缺乏，為了讓願意接受服務者有多一點選擇跟樣貌，考量還是應該做。」北市康總幹事陳冠斌表示。

相較金南社區家園是由社工自行在租屋網站上尋找，被拒絕上百次後，才以偏高的價格向遲未找到房客的房東承租，專案住宅「軟橋裕花園社區」一樓的空間產權屬於市政府，其中三間房舍即規劃作為未來的身障者社區家園，一間可住四人，共可服務十二位住民，省去許多尋覓場地的困難。

很快的就有二十七人報名，等待審核入住資格，共有七位符合條件。可是沒想到這卻是一切噩夢的開始。

還來不及公開說明社區家園的性質，當時也陸續遷回的住戶得知北市康所服務對象為精障者時，反彈聲浪開始在社區 Line 群組擴散，並有住戶上門錄影蒐證，沒多久，市議員林瑞圖出面，要求該方案「暫緩入住」，並隨即於二〇一八年九月十八日召開協調會。「現場有超過八十到一百位居民，協調的第一個是硬體房舍，因為中途營造商跳票，專案住宅的施工品質很差；第二部分就是處理我們家園，林瑞圖當場對著居民說：『這個要住精障喔，各位鄉親，就是像鄭捷這些人要住在你們隔壁，你們要團結啊！』」陳冠斌說，當時與同事以一般民眾的身份坐在台下，聽到台上大剌剌展現對於精障族群的刻板印象，直到現在仍讓他深感挫折與受傷（姑且不論鄭捷的精神鑑定並無精神疾病）。

礙於只是委辦單位，並無法多說些什麼，但從私底下與居民的互動中，他能體諒土地被政府徵收後，鄉親延續至今的被剝奪感，進而因社區家園進駐一樓（當初未說明具體用途的）「支援性設施」，而衍生強烈的排他感。

・正式管道與軟性溝通皆無效，社會融合的失敗

面對如此強大的反對意見，北市康決定另闢蹊徑，不再循正式的管道，而是由社工以面對面的方式與居民接觸溝通，蒐集他們支持、反對或中立的原因，並介紹家園的服務內容、說明入住居民皆已經過評估十分穩定，消除因不瞭解而產生的疑慮。從接觸到的五十七人

中，反對者二十七人，中立者十八人，支持者十二人，可以看出來反對者並非絕對多數，但為何對外呈現出來的，卻是一面倒的懼斥？

「遇到很多來看房或準備承租的非本地人，其實都沒有太大意見或覺得服務很好，反對的其實都是以地主為主的在地人，」陳冠斌說，附近房仲也明白表示，身障社區家園會影響房價，相較於只租不賣的公共住宅，洲美專案住宅雖也是由政府出資興建，卻是供原居民購回（後來部分戶數規劃作為公宅出租）的「私產權」，房價或好不好賣，成為房產擁有者最關切的核心，「後來思考，支持者較沉默的原因，是這樣的服務對他們來說並無太大利害關係，可有可無，有很好，沒有沒差，所以到後來，反對的聲音較大。」

由於履約時間被無限期推遲，在法令且行政程序完備的情況下，社會局與北市康仍決定執行計畫，然而從二〇一八年十二月十七日到隔年農曆年前兩度的進駐，都遭遇說明傳單被撕除、管委會率反對居民聚集門口對峙、市議員出面阻止等激烈抵抗，以失敗告終。

「畢竟現在已不是過往威權時代，不想用公權力的強硬方式，最終目的是跟社區做好鄰居，進去長長久久，若拿捏不當兩敗俱傷，無法融入往後也很困擾，」林玟漪解釋社會局處理此次事件的態度，仍試圖找到與住戶溝通的契機，「我們希望默默的、低調的進去，讓大家慢慢發現我們的好，以後大家就做好鄰居，真正了解我們。」

但是對於陳冠斌而言，這持續近一年的風波，影響的不只是協會業務的執行，更衝擊到他長久以來的價值信念，「有時在反思，奇怪，我是在做錯的事情嗎？明明在做一件好事，為什麼都要搞到這種地步，為什麼都要偷偷摸摸怕被居民知道而反對，等自然而然被發現，沒發生什麼事，才『被動』接納。根源在於，我們的環境打從心裡是排斥這些人的。從教育到社福，這事件是整個社會的失敗。」

・社區抗爭的漫長歷程猶待制度性面對

「當我以專家學者身份出席社會局安排的公聽會，一開始也不了解這些居民為什麼那麼不信任政府，」政治大學社會工作研究所教授王增勇說，那兩場無任何居民的公聽會他都在場，但從一開始的疑惑不解，到後來漸漸明白，居民在土地徵收改建過程中經驗到的委屈，累積成對政府的不信賴，「因為社會局不是之前土地開發的承辦單位（由地政局土地開發總隊負責），沒辦法處理、回應居民對於土地開發的不滿，政府部門的分工對居民來講，代表的都是臺北市政府，在這個起點上一直沒辦法對焦。」

而民代順應「民意」的介入，使問題更為複雜，讓雙方立場愈趨對立，更難創造公共討論的空間。

「臺灣在過去三十年來，社福設施被社區抗爭有很長的歷史，而一九九六年《公寓大廈管理條例》通過，使得社區自治權限變大，管委會常藉由修改社區規約排除社福設施。一直以來，衝突雙方各顯本領，各自找管道，看誰背景強、後台硬，而不是一個民主空間，在共識裡進行對話、接受決議，政治人物有很多介入空間，變成個人『喬事情』。當未來身心障礙者愈來愈朝向社區融合而非機構生活，這種社區抗爭只會愈來愈多，一定要建立處理類似問題的模式。」王增勇說。

當臺灣每隔一陣子受到類似衝突擾動，國外用制度來面對已行之有年。在德國，都市開發一定會有公告期，讓不同意見有機會表達溝通，明確說明開發對於整個社區公共利益造成的影響，但限定不能以歧視作為理由；而高度都市化的紐約，則有提供精障者居住的支持性住宅（supportive housing），歸屬在同一個組織管理，與住民建立關係、掌握狀況，使他們不是孤身一人在社區。

據了解，管委會將提起行政訴訟，爭取一樓空間的使用權；而社會局在行政程序都走完後，仍無法與居民對話的情況下，陸續邀請相關團體舉辦座談，從更廣的層面，討論精障者在社會的處境，期待爭取大眾輿論的支持。

2.【前世篇】臺北市最後的貧民窟——安康平宅的過去、現在與未來

座落臺北市文山區的「興隆公宅」，是政府回應民間居住正義而新建只租不賣的公共住宅，少有人知的是，半世紀前此地是專門提供貧民居住的「安康社區」，臺北市立療養院於一九七九年曾在此開辦第一處提供精神病患從病院回歸社會的中間站：復旦之家（Half-Way House），十二名病友住在社區的三戶中，學習獨立生活，平日出門從事工作，週日可自由外出訪友，社工定期探視，可說是臺灣實踐精障者社區居住模式的最早案例。然而將此模式放在全臺最大規模的貧民集中區，整個社會看待精障者的角度已不言而喻。在二〇一九年拆除前夕，我走進這片地景，揭開掩蓋在汙名與標籤底下的歷史軌跡與住民面貌，記錄下城市發展的過程中，即將被遺忘的一頁。

時間先回到一九六八年，越南西貢。

大年初二子夜一過，外頭傳來劈里啪啦的聲響，劉鳳鈴感到疑惑，誰家的鞭炮放得這麼早？直到天亮，看見馬路上佈滿屍體與砲彈痕跡，她明白越共來了，與美軍及南越士兵激烈地交火，火箭砲掉落他們位在第六郡的「自由新村」[2]，隔鄰巷子阿嬤血肉模糊的頭飛到家

門前。

「那一年戰得最厲害，我大概二十二歲，記得很清楚。」身懷第二胎的劉鳳鈴背著老大，手牽么弟，在槍林彈雨中奔跑，流彈打入左臂，在內側留下一道橢圓形的小疤，除此之外她還少一截指節，那是年輕時在越南工廠做工不慎被機器碾斷的。

「還好沒有穿進身體，不然就一屍兩命，那時候沒有麻醉，醫師割了六刀拿出來，給我看子彈。」么弟沒有這麼幸運，中彈身亡，「弟弟到現在都找不到，一卡車全是屍體，丟到哪裡都不知道。我經過兩次大難（國共內戰、越戰）不死，有福回到臺灣。」

距今五十多年的「新春攻勢」[3]，鮮明的畫面歷歷如昨，如同其他的戰爭記憶，橫貫在這間十四坪的屋子裡：隨父母離開國共內戰中被燒毀的家園，從雲南南下到越南，途經寮國叢林汲取大象足跡裡的泥巴水止渴；南北越統一後，大規模處決「反動份子」，家產全數充公，按月配給米糧布料的克難生活，省吃省用過年才能買一小片豬肉拿來祭拜。

2 二戰後臺灣政府曾在西貢華人區堤岸（Cholon）資助興建數個難民聚落，收容反共的南撤華僑，名為「自由村」、「決勝村」、「富壽村」等，並設有「自由學校」提供免費中文教育。

3 一九六八年越共南下針對美軍及南越發動的大規模地面突襲，被認為是促使美國最終自越南撤軍的關鍵之一。

現在劉鳳鈴偶爾仍會自己手磨胡椒加鹽拌飯吃，那是在越南大半生貧窮歲月裡所習慣的味道。

除了記憶，貧窮還是現在式。

・歷史的偶然中，難民與貧民空間交會

「我們每兩年會做一次『低收總清查』，社工遍訪回來才發現，安康社區有六分之一家庭是越南華僑，過去沒有注意到有這麼高比例的居民組成族群，」臺北市社會局安康平宅辦公室社工督導陳怡君說，「大部分僅小學學歷，就業條件限制較多，男性主要從事臨時工，女性則是餐飲服務等勞動工作，收入來源不穩定，難以脫貧。但由於多是親戚一個拉一個過來，他們的凝聚力強，重視家庭生活，與因婚嫁關係來臺、家庭支持系統薄弱的新住民很不一樣。」

小小空間從內到外收拾得乾淨整潔，客廳供奉十多年前跟著劉鳳鈴從越南飄洋過海而來的觀音、財神爺和土地公，兩個房間最多曾經住了五人，「一個死了，一個跑了，」她淡然地笑著說。先生幾年前病逝，在電子工廠工作的媳婦外遇離家，剩她及兒孫，剛申請上東華

大學的孫子是她現在最大的安慰，「這麼多社工、愛心團體照顧我們低收，你看這房子雖然很小，但是很溫暖啊！我都叫孫子努力讀書，有一天回報社會。」

因為歷史的偶然，戰後臺灣首次、也是唯一一次大規模的接收難民，與空前絕後的貧民住宅計畫，在臺北市文山區的地理空間產生交會。

一九七五年，南北越統一為越南社會主義共和國，持續數十年的戰爭泥沼正式終結，然而大批恐懼共產政權的南越人想辦法搭上最後一班飛機出逃，或以黃金換取船位，淪為漂流海上的船民，臺灣雖非聯合國成員，仍接納上千名來自「赤化」地區的越棉寮難民。同一年，為解決臺北市貧民居住問題，政府將木柵馬明潭的大片公墓遷移，興建一千零二十戶「安康社區」，是全國規模最大的「平價住宅」，當時來臺的許多越南難僑被安置於此。即便難民潮已成歷史，數十年來陸續有如劉鳳鈴一般的越南華人，透過家族或人脈關係申請來臺，在木柵留下四十多年的生活痕跡。

這個劉鳳鈴臺北的家，是她有生以來最安穩的避風港；長久以來，卻是當地另一些人眼中充滿社會問題的淵藪。

「以前真的覺得這裡好亂，家暴、性侵、賭博、吸毒、酗酒、精神疾病，許多複合性問題交織在一起，」臺灣愛鄰社區服務協會社工吳侑熹說，由於平宅辦公室編制內社工只有七人，平日處理上百戶居民的生活瑣事已應接不暇，因此社會局將最棘手的高風險家庭關懷工作委託愛鄰協會，他們二〇一七年才結束委託，仍在社區旁的教會有據點，曾是陪伴居民最久的民間團體。

「十年前剛來時，旁邊的木柵公園入夜一片漆黑，很多性侵、性交易、吸毒都在公園死角，被警告一個人千萬不能進去，時常會有通緝犯、遊民或青少年潛入社區的空屋。近年公部門單位投入很多改善，從司法安置、環境硬體到公園改建，整體氛圍有滿大改變，甚至使木柵公園變成臺北市最熱門的賞螢景點，」吳侑熹提到這十年間安康社區的改變。

・安康青少年的成長儀式

公園改建之後，小潔（化名）就很少回來了，儘管四年前才和「下社」朋友聚集木柵公園，與「上社」火拼——這是兩個安康社區青少年的主要幫派，以興隆路為界，剛好劃分出各自的勢力範圍。在熟悉的制高點上，她看到下面三叉路被全面包圍，六張犁的人也被叫來助陣，有人連開三槍，一顆流彈打破旁邊住戶窗戶。

以前玩在一起的朋友多搬離社區，從小長大的家也被清空，連同一整排巷子裡的老舊平宅，都即將陸續拆除，成為興隆公共住宅第二期的基地。那些在籃球場打球、烤肉、騎腳踏車，過年拿鞭炮亂炸住戶，隨時相約後面公園、空屋、樓梯間拉K或吸安……那佔據她十八歲人生大半的時光，都似乎是很久以前的事情。

「隨時想要就有，走在路上或在家就可以聞得到。以前沒很貴，政府執行『青春專案』以前，K半克才五百，現在一克兩千，比安還貴。一起玩的哥哥有時候剛好有，就發一大包給你，」小潔談起毒品在安康社區普遍的程度，幾乎已是日常生活的一部分，「警察基本上都認識，會有人看，收拾掉就沒事，不要警察到的時候還在用。」她最高紀錄曾經整整一個星期靠著安非他命，不睡覺、也不吃飯，只執著一件事：玩手機遊戲 Candy Crush。

小潔的用藥史，幾乎是安康社區眾多青少年的縮影：一種成長儀式，隨手可得的慰藉。玩藥，是生活中少數開心沒煩惱的片刻，忘記所有嚴酷現實。

從阿嬤開始，三代住平宅，年紀最小的她時常成為大人心情不好時的出氣筒，「舅舅會直接把我脖子吊起來狂揍，要你死的那種；我媽就是椅子拿起來砸，我不會說我有爸爸，因為我們每次見面就是打架，有一次過年他酒後失控，把我壓在地上抓著脖子幾乎沒有辦法呼吸。」

除了被從家裡打出來，被鄰居朋友看見，小潔在外從不顯露自己的另一面，甚至在小學裡就建立起令人聞風喪膽的名號，因為從有記憶開始，她就知道要保護因精神問題時常被欺負的哥哥，「那時剛好學跆拳道，有幾個小朋友被我打，『你這樣玩我哥，我就這樣玩你』，漸漸被說是『大姐頭』，我不覺得是，我只是想保護一個人。」

以前接觸的社工，大多開門見山直接問家裡的狀況，她對這種「介入」方式非常反感，向來拒於門外。直到四年多前，偶然陪朋友走進鄰近由利伯他茲教育基金會成立的活動小站，吸毒吸到「鏘」的她坐在一旁抖腳，「怎麼了，餓了嗎？要吃飯嗎？」簡單幾句話，卻是從來沒有聽過的關心。在不帶說教的陪伴以及「過來人」的經驗分享中，小潔與輔導人員建立起深厚的信任關係，漸漸把毒癮戒了。

「我們曾邀請文山區住戶，想打破一般人對安康社區的概念，但其他家長會覺得這裡都是中輟或藥癮的不乖小孩，擔心受影響，比較難吸引其他人，」利伯他茲教育基金會社工督導王櫻芳說，該單位長期幫助藥癮更生人，他們發現在監所接觸的「同學」很多都來自這裡，因此決定於二〇一四年將總辦公室設立在安康社區旁。

．社區世代貧窮循環未解

利伯他茲近年結束青少年的活動小站，轉型為社會企業，提供更生人重返職場的中介，然而，所聘僱員工除了短暫做半年的小潔，無人來自安康社區，就是為了盡量淡化與社區的連結。

「一般市民對安康平宅的風評很差，想到這個地方就想到毒品，連居民對社區內部都有偏見，家長不希望孩子跟社區其他青少年互動，寧可送到外面的安親班、補習班或留在家裡，也不要來參加活動，」陳怡君坦言。

由於社區內約三分之一是未成年人口，社福單位陸續引進各式資源，從愛鄰協會到利伯他茲都為兒童與青少年族群著力甚深，希望在家庭功能不佳及環境不良影響下，及早為他們樹立良好的典範；但不管是課程還是活動，居民參與度極低，此一現象更具體的反應在當地學區的明道國小，長年以來報到率不到五成。

儘管從外在眼光到內部認同皆帶著汙名印記，低收入戶一旦進到這裡，大半都一直住下，甚至整個家族的低收身分代代相傳。

「最多的一個家族有四、五戶都住在安康社區，」陳怡君表示，「貧窮或經濟狀態不好，一般人可能會想辦法增加收入、工作賺錢，但低收入戶住在同一個社區很容易形成一種氛圍或生態，大家在乎的是怎麼樣維持這個身分，脫貧的動力比較低。包括居住資格、政府補助、民間物資……只要沒有這個身分就什麼都沒有，對生活層面的影響很大。」

愛鄰協會初期花很多力氣回應各種危機，到了一個階段，發現這已經不是個人跟家庭的問題，而是根植在底下的結構性議題，「社區的世代貧窮循環一直都在，原因很多，不單是居民福利依賴的問題，我們政府的低收入補助，本身就容易讓人寧可待在低收的環境裡面，」吳侑熹表示，「殘補式」的社會福利制度，在實際的金錢補貼之外，並無法解決落入貧窮的複雜因素。

平宅辦公室需要管理社區生活秩序，審查有無違規以及續住資格，同時又要替家戶連結社福資源，關懷弱勢及高風險個案，同時是扮黑臉的管理者，又要是扮白臉的服務者；在這種角色衝突之下，彼此難以建立良好的信任關係，甚而形成緊繃的張力。

負責平宅水電維修的技工吳文煌，之前在整理搬遷後的空屋時，撞見正要拆卸建材變賣的住戶，「我說這些是公物，這樣算是違法，他還很理直氣壯說又不是你的不要管，不服氣之下，有一天竟然衝到辦公室對我暴力相向，後來送到法院，對方有身障手冊，最後也不了了之。」事後辦公室外特別加裝了一道需磁卡感應才能開啟的玻璃門。

吳文煌一九八三年就在這裡任職，當時最年輕的他，現在已成為平宅辦公室最年長的員工，談及長年在安康社區的工作經驗，滿是無奈：「前輩講平宅集中式就是方便好管理，但缺點真的很多，壞的東西互相影響，做事還會被鄰居笑『做啥啦，免啦，有政府的補助就好了！』我在公部門體系最低階，最基層的待遇都能夠生活，他們反而瞧不起我賺那些錢，我憑我自己勞力協助他們，變成說好像我們是欠他、應該的。」

・曾經，她有個里長夢

住在安康社區二十年的單親媽媽劉純邑，是少數反例。她多年來努力脫貧不遺餘力，積極參與各種政府辦理的培訓課程，從縫紉、拼布、串珠、摺汽球到電腦班，但在短暫一、兩個月課程結束後，並無法累積具體成效，更不用提真正成為一技之長。現在她擔任環保局的臨時清潔工，每天早上五點半上街掃馬路，勉力維生的背後，有一段不願提起的過去。

二〇一〇年與二〇一四年，她「史無前例」地兩度參選社區所在明義里的里長，「很多孩子在學校怕被排擠，不敢說自己是低收，回到家罵爸媽，為什麼申請低收？害我在學校給人瞧不起。因為標籤化、汙名化，我們不敢在外面說我們住安康社區，當之前的里長說要把公車站名改成木柵公園時，他們拍手叫好，可是我不以為然，我走到哪裡，參與任何社會政策，都大聲說我是住安康社區！」

曾經她夢想凝聚弱勢住戶的主體經驗，參與、討論公共事務，連結起相互支持的網絡，從居民的需求出發開啟社區營造契機，並想藉由選上里長一舉改變貧窮的命運，但仍不敵居民彼此之間的不信任，以及身為躁鬱症患者的身分，在「精神病患」、「頭殼壞去」的流言中，她分別以二十％與十二％的得票率落選。據臺北市社會局二〇一八年統計，安康社區一千八百八十二名總人口中，二十．五％為身心障礙者，其中三十五％為精神障礙者。

「這是任何一個弱勢的通病：『有人領了這個資源，我就沒有，所以不要告訴別人，我拿到就好』，居民常因領物資而爭先恐後吵成一團；也常看到老人口袋滿是鈔票，他們知道存太多被查到，低收被砍掉，被趕出去就沒有辦法生存，存了錢不被你查到，我的子子孫孫永遠在低收入戶，就永遠不用搬出去。我看到社區太多有工作能力的，都不工作。誰是笨蛋？」劉純邑提及社區裡普遍瀰漫的猜忌與依賴心態，甚為灰心。

・以空間形式展現的德政，非出自實際需求

事實上，政府在近三十年前就開始檢討平宅的諸多問題，並規劃改建事宜。一九九一年，臺北市社會局委託前臺灣大學建築與城鄉所教授夏鑄九進行先期規劃，可說是首次全面針對平宅政策形成過程與現實狀況的完整報告。

這份報告中，除了凸顯出興建平宅的歷史背景，只學到美國老大哥「消滅貧窮」[4]的口號，卻忽略其落實到《經濟機會法案》（Economic Opportunity Act）為人民創造公平發展的機會，更以批判性角度，指出此一社會福利並非來自貧民實際的需求，而是一九七〇年代一連串外交挫敗（退出聯合國、中日斷交）與國際能源危機之後，以內政安撫民心，維持國家正當性的手段；與當時最重要的十大建設，都以最明顯可見的「空間形式」展現出來，以利宣傳，「根本上是一種父權的心態，隱藏著社會控制的意涵。貧民被視為一種特殊的族群，只要施以小惠（擁擠的小房間，菲薄的救濟金及代賑工作），就代表政府之德澤。」

4 一九六〇年代接連兩任美國總統詹森（Lyndon Johnson）提出「向貧窮宣戰」（War on Poverty）、尼克森（Richard Nixon）的新聯邦主義（New Federalism）也強調消滅貧窮，在這之後便是臺灣省政府「小康計畫」與臺北市政府「安康計畫」具體訂出興建貧民住宅的目標。

《臺北市平價住宅改建先期規劃案》則寫道：「平宅並未增加住宅的供給量，它只是經由極低的貧窮線界定出少數亟須照顧的貧民，給予一正式化、可管理的貧民窟而已。除了壯觀的安康社區可作為市政展覽外，它並未解決任何問題。殘障、貧病、老弱的問題依舊存在，相關的福利服務也不足以幫助貧民脫離貧窮。更甚者，平宅『暫時安置』的管理辦法顯得為德不卒，未能給予居民長期居住的保障。」

這份報告出版後二十多年過去，這片猶如都市「飛地」的區域，才終於打破長久以來的沉寂，由市政府委託專業團隊啟動一連串的規劃案，包括二〇一二年「安康公營住宅國際工作坊」、二〇一三年「公營住宅社區社會參與式設計規劃案」等，最後確立了共分三期、全面改建成公共住宅的計畫。

相較於其他社會住宅預定地，常面臨鄰里的質疑與抗議聲浪，安康社區周邊的居民大多希望這裡「打掉重練」，在一片樂觀的期待下，老舊的四層樓住宅一步步被拆除，改頭換面成十幾層的「興隆公共住宅」，第一期第一區於二〇一六年一月正式迎接第一批居民入住；第一期第二區二〇一九年完工，同年底開放入住。等剩餘的平宅陸續拆除，第二、三期公宅興建完成，最終這裡所有的低收入戶將全數遷進新公宅，與一般市民混合居住。

・原住戶的未來考驗：還住得起嗎？

在嶄新公宅的巨大身影下，這一片由一九七〇年代國家意志重構的都市貧窮階層地理空間，正逐漸被埋進歷史的瓦礫堆。安康最後的貧民，能否在當代居住正義的許諾中，找到生存的可能？

二〇一九年五月二十二日晚上，一反入夜後一片死寂的常態，安康平宅唯一的公共場域，位在圖書館樓上的學藝中心擠滿了上百人，臺北市政府都發局、社會局官員親自來到這裡，舉行第一次的興隆公宅一期二區說明會。

隨著制式簡報結束，開放民眾提問，一股騷動不安的氣氛蔓延，「現在兩百塊大家都住得起，搬到那邊還要搬家費，租金把補助全部討回去，把我們的錢全部剝削，都沒有錢吃飯，不如搬到市政府前面住好了！」一位住戶對於公布的租金計算方式充滿憤怒情緒，引起台下拍手叫好，甚至有人高呼要成立自救會。

「有點弔詭，我們的幫助長期下來變成一種依賴，反而害了他們沒有辦法轉換，但新的公宅不可能免費借住，這樣對更多在外租屋的低收入戶不公平，」對於居民面對改變的困難，臺北市社會局社會救助科科長蕭舒云深有所感，「平宅住戶低收等級最低的零、一類，完全不用繳錢，二、三、四類也只要繳幾百塊『維護費』而已，生活支配所得裡頭沒有一個選項叫做『房子』，所以要掐一筆房租開銷，對住在這裡越久的人越困難。」

目前政府以分級制的租金補貼，以及輔導儲蓄方案，雙管齊下協助居民以可負擔租金入住公宅，並在輪流拆除的平宅中，保留一排舊有房舍，整建並加裝電梯，作為轉換期的中繼使用。

看似周全的配套，卻並非人人皆有機會受益。

劉純邑每天焦慮地等待都發局網站的消息，一旦興隆公宅一期二區開放申請，就要馬上與其他市民競爭僧多粥少的名額。

因為孩子長大，她家已沒有低收身分（十六歲以上未就學或無身心障礙，即會被列入有工作能力而設算其基本薪資列入家戶所得），依法必須遷出平宅，目前只因社會局通融而暫時借住，自然也不在未來三十％的弱勢戶保障名額裡，只能依照一般戶申請流程，若沒抽中，尚未考上正職清潔隊員的她，要負擔市場的租屋行情非常吃力，脫貧之路一片茫然。

儘管劉鳳鈴有優先入住公宅資格，她根本不覺得有能力負擔租金，只希望在平宅熬一天算一天。

孫子滿十八歲之後，低收補助驟減，只剩四千一百元，兒子則因戰火波及，神經有些受損，來臺不久又遇工傷，缺了一掌，人生地不熟沒有申請任何賠償，現在只能打零工，應付平日生活以及小孩讀書的費用，十分拮据。

兩年多前搬到興隆公宅一期一區的老鄰居蘇先生，偶爾會推著輪椅回來找劉鳳鈴聊天，「他住一人套房，即使已補貼很多，每個月還要付兩千四百元，都快付不出來，三年簽一次合約又會漲價一次，且最多住十二年，時間到了還要煩惱搬去哪。我說那邊有電梯方便啊，他說不要講了，很後悔。」

小潔從小就知道，凡事只能靠自己。

大人們因孩子成年而喪失低收資格，且沒抽中公宅，「各自解散」，投靠外頭親友。高職休學的她在超商打工，是全家唯一有工作的人，租屋獨立生活，22K的薪水除了要付每月七千元房租，還要匯五至六千元生活費給家人。

「不管老人還同齡的，有些人還沉溺在這個環境，認為在這邊這麼久住得好好的，憑什麼要拆掉蓋新大樓，為什麼要搬，還覺得政府幫忙是應該的。有事嗎？媽的，幾歲了，想法能不能成熟一點！重點是，住在這邊能多久？他們可能想說，我就是沒錢，就是不想搬，也不想成長。可是我想逃脫這裡。」

她希望以後可以買房子，只要一個房間，回到家倒頭就睡，要待多久就多久，一個真正只屬於自己的家。

在這個從平宅到公宅的轉捩點，劉鳳鈴、劉純邑、小潔，在安康社區走過人生歲月的老、中、青三代，帶著不同的機運與選擇，迎向未知的明天。

3.【玉里篇】在最僻遠的小鎮重拾消失的人生——精神病患在花蓮玉里社區家園

花蓮縣玉里鎮有一所全臺最大規模的精神病院，一甲子以來收容了許多被家人放棄治療的病患，曾被外界譏為「公辦龍發堂」，在特殊的時代背景與社會條件下，與小鎮慢慢發展出獨特的共生關係。近年來，甚至有部分病患在鎮上如常居住、工作、生活，融入在地的程度，是臺灣最獨特的存在。從這群人的日常生活與歷史發展的脈絡中，或可發現精障者與社區融合的啟示。

・從松德到玉里

結束早市菜攤的工作，小名（化名）牽著腳踏車穿過小鎮的中心地帶，到協天宮向關聖帝君上香，祈求平安健康。從小他就隨家人來此拜拜，跟這間廟很親近，連在成大建築研究所就讀時，都選擇廟宇修復作為論文主題。

百年來歷經多次擴建後的華麗廟宇，綿延不絕的香火像是永恆般，刻印在這個人口外移而日漸沒落的小鎮中間。十幾年前父親過世時，從外地回來奔喪的小名，在這裡第一次聽見「神明」的聲音，不停磕頭中，他的個人生命也被永遠扭轉。

「很多不同的聲音出現，警告說有人要殺我、對我有什麼企圖、電腦的資料被竊取、東西不能吃等等，好像什麼事情都跟我有關；晚上又來跟我聊天，譬如看書看到一段話會跟我討論，或是教我怎麼煮麵，很有趣，就好像有一個人陪伴著，變得很渴望聽到。」小名談到他一開始出現幻聽的情形，即便當時研究所學分都修完了，症狀干擾下卻無法完成論文，休學後情況卻愈來愈嚴重，時而與家人甚至路人發生衝突，多次被送到當時的臺北市立療養院，現在的臺北市立聯合醫院松德院區。

篤信耶和華見證人的姊姊認為他自言自語是在跟邪靈溝通，不需住院，而要信靠真正的神——耶和華，把小名到各地廟宇參拜時拿的符以及佛卡全數燒毀，將其接回玉里照顧，安排參加教會活動、讀聖經以及耶和華見證人出版的刊物《守望臺》。然而回鄉不久，他就因為攻擊路人被強制送醫。

「有天我走到住家旁邊的公園跟幻聽聊天，結果三個婦人就在那邊指指點點，幻聽出現說，『大家認為女生不能打、不能罵，用性別來欺負你，這個要教訓』，我住過院有病識感，以前可能會直接聽他的攻擊人，這次我拒絕，但是幻聽很厲害的是幾乎可以控制你！一股力量讓我過去踹了他們一腳，對方倒地，被警察帶走時我並無反抗，只想完了，好不容易從北市療回來玉里，又要進醫院了。」小名說。

他被送到的醫院，離家只要步行十分鐘、騎車三分鐘，是全臺最大規模收治慢性精神病患的機構：臺北榮民總醫院玉里分院（玉里榮院），從最高峰四、五千到目前約有約兩千床位，即使放在全世界，也是極為罕有的尺度。

・愚人船寓言，在二十世紀臺灣再現

如果說空間是一種集體意識的展現，花蓮玉里的協天宮把早期漢人拓荒的輝煌記憶，鎔鑄為金碧輝煌的廟宇；而伴隨小鎮一甲子歲月的玉里榮院，背後則含納著上個世紀戰後最深重、邊緣、無人聞問的精神創傷。

二戰後隨國民黨政府撤退的六十萬大軍中，許多從前線退役的「榮民」，來到臺灣參與艱苦的國家建設工作，加上戰爭刺激以及思念故鄉，精神失常者漸多[5]，為收容大量患有精

5 根據玉里榮院一九九三年出版的《住院精神病患統計調查報告》，當時全國每千人中有三人曾患過精神病，每千位榮民中則有三．九四人因患精神病住院，患病比例高出全國平均。

神疾病的榮民以及榮眷，玉里榮院於一九五七年成立，一九六六年該機構又協助省政府成立「玉里養護所」[6]，現為衛福部立玉里醫院，目前仍有約兩千床位。

當戰後的臺灣在國際冷戰局勢中，透過美援資助從一片凋敝中展開基礎建設，民間重拾蓬勃活力，逐步邁向現代化的同時，榮民、貧民、遊民，大批社會中最底層的精神病患，被集中到離花蓮與臺東各約一百公里，狹長花東縱谷中最僻遠的小鎮。猶如西方的「愚人船」寓言[7]，於二十世紀中葉的臺灣再現，社會所恐懼、排斥的「他者」，被流放、隔離到邊陲地域。直到現在，這裡仍有一個角落，收容著被評估為完全沒有復健潛能的嚴重病患。

「在地圖的最邊角，代號叫十六、十七、十八的病房，目前整建中，收的是醫院裡面最混亂的一群人，現在大概還有兩三百人，進去那味道跟樣子非常可怕，連我工作那麼久還是會有一點震撼，你看過《惡靈古堡》嗎？連用藥都沒有辦法控制，無法言談溝通，裡面很多以前是遊民，被家屬丟掉不要的，根本談不上管理，只是收容，有一個空間確保他們安全。」已在玉里榮院服務超過十年的社工師陳文發說。

「護理和照服非常辛苦，能夠做的就是人身安全、三餐有飯吃、基本護理等等，有些甚至沒穿褲子，穿了也沒有用，隨時就便溺在地上，弄得滿地都是，只能包尿布。白天的時候大部份被隔開，單手約束在長條狀餐廳裡不同的桌椅旁，以保持安全距離。即便是現在醫療這麼先進或談人權論述，還是沒有辦法避免有這種方式存在，因為這些人沒地方去，送回家家人都不要。」陳文發表示。

弔詭的是，提供臺灣資源興建此一超大型精神病院的美國，同一時間正在經歷激烈的「去機構化運動」[8]。臺灣精神醫療開創者、首任臺大神經精神科主任林宗義，曾被退輔會官員諮詢關於在玉里為榮民蓋大型精神病院的意見，他曾明確表示「反時代潮流」，照顧榮民是對的，但四、五千的數字實在太大，而且不應把病況及可治療程度不同者混在一起。

隨著時間流逝，榮民逐一凋零，軍醫院的色彩褪去，然而作為精神病患「終點站」的角

6 最早主要收治各地低收入戶、遊民等難以回歸社會的慢性精神病患，臺大社會系教授陳光中於一九九〇年代進入調查研究，發現部分病患的資料欄中有「保安份子」、「新生份子」等註記，首度披露白色恐怖時期政治犯被送入該院的事實，後被外界所知的「政治犯病患」有「孫立人案」的中尉孫光焱，以及「統中會事件」當事者許席圖。

7 最早出處是古希臘哲學家柏拉圖的《理想國》第六卷，比喻民主制度造成的混亂；文藝復興時期德意志人文主義者布朗特（Sebastian Brant）則以諷刺詩描述被無知所蒙蔽者，漂流在迷惘中；二十世紀法國思想家傅柯（Michel Foucault）將此象徵引申為理性世界對於瘋癲的控制與驅逐。

8 十九到二十世紀以來歐美精神病院由於收容人數持續增加，照護品質低落、病患人權堪虞等問題叢生，加上政府財政不堪負荷，大型機構紛紛關閉，讓病患回歸社區，以美國為例，公立精神病院床位由一九五〇年代的五十六萬床，一直降低至一九九〇年代約六萬床。

色依舊，轉而收容全臺各地家人無力照顧或流轉不同機構，絕大多數被診斷為思覺失調症的病患。

・另一個家

「一醒來人家跟我講說這裡是玉里鎮，我說：『蛤，什麼叫玉里鎮？從來沒有聽過』。我是被強制送來的，剛來時很想回家，在急性病房天天打電話給我姐姐，問什麼時候可以出院，她敷衍我一句，妳好了就可以出院。剛來時我很怨恨，覺得都是姐姐、姐夫害我住院，一直等到了慢性病房時，較資深的病友開導我，加上借很多書，把精神擺在工作中，才漸漸放下。」同樣因為幻聽而在臺北多次住院的小靜（化名），來玉里一待就是四分之一個世紀。

「父母親不在了，姐姐自己有家庭，兒孫都很大，回去幫不上他們，自己沒很好出路，考慮就在這裡終老。這邊跟醫院很不同，可以自由出入，十點半門禁，晚回來講一聲就好，白天工作，晚上各自回來盥洗、吃飯、聊天，常幫鄰居倒垃圾，跟他們相處融洽，房東也很照顧，過年都送很多東西。」小靜說，她與其他四位室友，現在在醫院外租屋居住。

因年紀漸長，體力不堪過重勞務，她白天在醫院附設的二手商店顧店，下班回家，偶爾做拿手的江浙菜，甚至重拾年輕時學習的水墨畫。閒暇時參加教會活動及擔任志工，常到鄰近的社區與在地長輩互動，樂觀、積極地迎向晚年的人生。

二〇一五年開始，玉里榮院藉由申請縣府社會處的方案經費，以及醫院補上不足之處，在玉里鎮租下四戶民宅，嘗試讓病情穩定的病患，以四到六人為一戶，離開醫院獨立居住在外，就像一般人一樣工作、生活、自由決定每天的要吃什麼食物、看哪一台電視……勉力在遙遠的小鎮裡，為這些大半生因病流落到玉里的人，撐起如家一般的歸屬。小靜和小名，都是經過或長或短的住院生涯，目前住在「社區家園」的病友。

在近年頻頻因為社會事件，使得大眾對於社區中的精障者充滿疑慮甚至排斥的集體氛圍下，玉里榮院正在實踐的精障者社區居住，儘管只有二十位病友，四個據點散布在鎮上，規模以及人數都是全臺少見。

「除了專業醫療與社會福利，這一群人到底需要什麼支持跟協助？如果讓精障朋友能得到尋常的生活，不只是認識老師（職能治療師）、醫師、護理師，而像你我一樣有人跟人之間的連結，當他們覺得有機會被公平對待的時候，就會為自己努力。我們期待用『人權』，而非只有『社會安全網』的角度來看待他們。」玉里榮院精神醫學部主任鄭淦元表示。

現代精神醫療發展至今，已建立起一套依照病情穩定程度以及社會復歸潛能的照護環境，玉里榮院由於其歷史以及規模，有著完整的精神病患照護階序[9]，然而在這個相對封閉的系統中，病患仍難以在其中發展良性的社會互動。

「慢性病房很不自由，每天都關在裡面，像監獄很封閉。我住的是榮三病房，幾百人睡在沒有隔間的一整層，大家都可以看到彼此，人多空間小，比較會有衝突。譬如有的人自言自語，另外一個人聽到就會質疑，『你是不是在說我啊』，常常就開始吵架甚至打架，也有人打破窗戶來割腕。我很想要出來，有OT（職能治療）老師來帶活動，就很主動積極參加，他們會評估看你適不適合工作、往康家送，想離開就一定要參加。」小名回憶起在慢性病房度日如年的日子，因傷人被送到急性病房的兩個多月後，他在慢性待了一年多，才轉到康家，又過了一年後，才有機會來到院外的社區家園。

「我們都是經過急性、慢性、康家、璞石（社區復健中心），循序漸進才到這裡，心理不會很慌。至少要符合四個標準：服藥穩定、工作穩定、情緒穩定、作息穩定，才可以住進社區家園，」小靜解釋，「服藥是最重要的，我們要把它當成像人家得高血壓、糖尿病這種慢性病，不能隨便停藥，吃藥的時候大家會互相監督、叮嚀，室友會大聲說：『我吃藥囉！』」她強調。

「最近一位室友因為母親年紀大了，要離開玉里回去照顧家裡，一起住的時候他常常默默默幫我們做很多事情不吭氣，換燈泡、洗便當盒等等，跟室友們相處都很好，我們就像一家人，當然很不捨，無論他在哪裡，我們在哪裡，即使不在一起，我們都祝福他。」短短三年來，從成員的聚散離合中，小靜益加感到這裡才是她真正的家。

對小名而言，社區家園則像是一道緩衝區，緩解因信仰而與家人產生的張力。

「回到家如果不小心又自言自語，我姐就會罵怎麼又跟邪靈講話，但每人都有信仰自由嘛，我學建築會跟她分享各地有不同宗教的建築，信仰也是文化的一種，彼此尊重，怎麼可以說耶和華才是真神？所以我覺得住在外面，跟家裡保持一點距離比較好，我其實還是對《聖經》滿感興趣，週末會去姐姐教會和教友看他們的書。」小名拜拜完後，會固定回家跟母親一道吃晚餐，五點再回到住處。

「出來後很開心，有屬於自己空間，生活比較放鬆、快樂。平常娛樂就是在平板看Youtube的岳雲鵬相聲，平常會和室友聊一些發病過程，有一個跟我很像，我們都認為是神

9 喪失自主判斷與行為能力或有自傷傷人之虞等病情最嚴重者，會先被送進照護人力配比最多的「急性病房」；經過固定服藥、調養後穩定下來，則進到管制沒那麼嚴密，但仍為封閉式環境的「慢性病房」；功能更好、有工作能力者則能申請住進自主性更高的「康復之家」（康家），可自行走出大門，往返於工作與住處；「社區復健中心」則提供病友於白天進行各種職能治療或團體課程。

明跟我們講話。最近和室友討論最多的話題是韓國瑜，彼此政黨傾向不同，折衷協調之下，我們把頻道固定在較中立的電視台。當看到精神病患相關新聞會有壓力，大家會講一下，想說是不是假借精障之名，裝病攻擊或殺害他人，還是幻聽又一直干擾，假如是真的，覺得可能就是聽幻聽擺佈。」生活瑣事中，小名彷彿找到發病近二十年來最平靜的日子，「家裡的電視壞了，最近的願望是存錢幫媽媽買一台新的。」

．以工作搭起病患與小鎮的橋樑

從禁閉式的全控機構[10]，到自主地於小鎮生活，社區家園並不是一夕之間憑空出現的居住實驗，而是玉里榮院與在地社區長久而持續的共存下，一步步互動、磨合、累積出來的條件。

「這兩家醫院養活了無數個家庭，光玉里榮院的員工就有大概六百人，基層工作都是在地人在做，以前四、五千人的時候，每天吃的、用的大量需求，使攤販有生意可做，這裡對精神病患包容度高，很大的原因是互惠。」在富里出生，高中搬到玉里的陳文發說，他的父親以前就是在玉里養護所的萬寧院區擔任工友，母親則在裡面幫忙煮飯，從小放學後就會到那邊找爸媽，就像出入自家後院般自在，現在他也已成家有了孩子，三代人的生活都和醫院息息相關。

當年違反時代潮流的大規模隔離，小鎮沒有選擇地接受了占總人口數近五分之一的精神病患[11]，卻以「消費者」的角色，意外地讓這個面臨人口外流的傳統農業村鎮維持穩定的經濟，直到現在，由醫院人員帶隊出來逛街購物的病患，已是每天早市或週五夜市的日常風景之一。

除此之外，許多病患到鎮上商家從事各項工作，為老化的社區貢獻不少「勞動力」，在頻繁的面對面接觸中，在地人早就接納其為鎮上一份子。

早期的榮民因地制宜地發展出藉由勞動達到治療效果的「假就業」，可說是後來多元職

10 由美國社會學家高夫曼（Erving Goffman）提出的概念，指所有的工作、睡眠、娛樂等活動都發生在同一個受到管束的環境中，如監獄、軍隊、寄宿學校、精神病院等，他認為長時間生活在其中，將不可避免地扭曲以及傷害人性。

11 一九八六年玉里鎮人口約四萬人，玉里榮院與玉里養護所住院精神病患六千床，精神病患占鎮上人口約百分之十五；二〇一七年玉里鎮人口兩萬四千多人，玉里榮院與部立玉里醫院精神病患人數合計約四千五百人，約占玉里鎮人口百分之十八。資料取自黃嬡齡（2018），〈治療性社區玉里模式的在地實踐〉，載於蔡友月、陳嘉新主編，《不正常的人？台灣精神醫學與現代性的治理》（pp. 510-511）。台北市：聯經。

業復健模式的前身。到了一九八〇年代末，原本在院內的復健活動偶然機緣下擴展到院外，穩定的病患開始到鄰近的茶園、羊羹工廠從事基礎工作，商家發現，這群人能提供穩定且相對廉價的勞力，對病患而言則能賺取實際的收入，形成另一種互惠關係。以二〇一八年的統計，兩千多名病患中約有一百六十至七十位到鎮上工作，地點遍及早餐店、麵攤、菜販、便當店等七十六處職場，甚至進到居民家中提供清潔打掃的服務。

「可能因為居民普遍年長，居家打掃的需求量真的很大，最怕逢年過節，應接不暇，一週大概出去一百人次，歷年有時不小心三百，即使派到最後一位學員，都難把玉里鎮吃下，今年我宣導提前先安排，還是要注意學員體力。」玉里榮院職能治療師陳柏宇說，他專職負責轉介院內病患到鎮上的職場，憑藉口耳相傳，幾乎每個鎮民都知道，當有家事打掃或聘僱員工需求時，直接打手機給他。

「一般人的工作很少進到人家的家裡，我們的學員很多有汙名化的狀況，要進到人家家裡更困難，這個工作（家事打掃）有點突破了本來大家對於精障者的看法。他們比我們還貼近這個地方，社區接納度非常高，我們一直很珍惜這樣的機會。」陳柏宇說。

還沒來玉里前，陳柏宇在臺大醫院擔任支持性就業服務員，深刻感受到西部職場對精障者的態度與玉里相較猶如天淵之別，「打電話過去聽到是精障，一半雇主就不要了；剩下三分之二擔心像電視上演的不定時炸彈，我說明他們有穩定服藥，訓練很長一段時間，都可自行回家、工作，大部份仍不放心，又有三分之二不要用；帶去面試後，機率又掉一些……真的要找一份工作好痛苦！」

在玉里十多年來，透過工作現場的觀察，他看見的與既定成見相反，「一般人普遍認為精障者工作不穩定、容易放棄，來這邊以後，證據告訴我完全不是這樣，每年一、兩百位在固定職場工作，放棄的並不多，甚至主動磨合、適應老闆性格。生病很容易被剝奪掉一切，在工作上重新找到屬於自己的價值，就會非常珍惜。」陳柏宇說，「最明顯的例子就是小左（化名），他是我剛來玉里時第一個派出去工作的學員，對我意義重大。最近老闆臨時休息兩個月，我想介紹其他條件更好的工作，他堅持要等老闆回來繼續做，勸都勸不走！」

・重新證明「身而為人」的價值

「在一次篩選中，發現他展現很好的手工，我就加快復健流程幫他接炸油條的工作，這對一般人都很不容易，清晨三、四點就要起床，油鍋高溫又油膩，用長筷夾起翻轉中還要擔心被油噴濺，而他已經在同一個早餐店炸油條十年了！」陳柏宇說。

「住院的時間很漫長，久了之後就忘記要出院，現在情況好轉，我覺得一定要再回到社會，好好的工作生活。需要時間才能得到老闆肯定，讓人家看到我們其實也是可以好好做事。」小左說，他是首批經過評估可自立生活的病友，現在住在最早成立的社區家園。

發病近二十年來，已不願回首、也難以記起在這個社會中消失無蹤的人生，平淡語氣中，念茲在茲的是用工作填滿現在的生活，除了臨時暫停的炸油條，他還接了便當店清潔及送餐，以及兩個居家打掃，共四份工作。

「沒發病前，我在高雄跑業務送貨，剛退伍憑著一股衝勁想要有一些成就，但是在外面生活沒很規律，工作壓力太大，常碰到挫折，沒得到家人支持，精神很差，進醫院後，沒想到我們這種慢性病需要住院長期治療，剛開始非常焦慮，社會上的一切全部暫停，人生等於重新歸零。」小左勉強回溯最初生病時的景況。

彷彿為彌補當年想闖出一番事業，卻提早夭折的夢想，剛出來到社區不久，他就為了上班添購多套衣服，並存錢買了一台機車，每天下午騎在小鎮街頭巷尾送便當，猶如年輕時穿梭高雄的工業區，而當年隨時掛在腰際的呼叫器，也變成智慧型手機。經過與室友的溝通，他還把職場旁的一窩小貓撿回兩隻養在籠裡，每晚下班回來第一件事就是先餵牠們。

儘管看似為生活找到踏實的方向，社區家園仍遠非人生路途上恆久的歸宿，病院外的現實人生，是更多不確定的關卡。

「我們也是騎在虎背上，生病這麼多年，家裡不願意接我們回去，另一方面想住在這邊，要有相當的條件，即使醫院有申請社會處補助，每月只要繳一千元『服務使用費』，但其他的飲食及水電、瓦斯、電信費加起來，每人每月得花一萬多，沒有經濟來源就沒辦法生活，所以也感到些許壓力。但是沒有其他選擇，假如說真的嚮往外面生活，這是我們唯一、最後的路。」小左打算繼續在這裡工作十年，再靠自己能力找到棲身之處。

小靜人生後半場的家，讓小名跳脫與至親的矛盾，實現小左穩定工作的夢想……這些因疾病而失去家庭、工作、人際的生命，從看似卑微的職業與平淡的日常中，重拾對於大部份人而言理所當然的一切，證明「身而為人」的尊嚴與價值。

・落在制度化資源之外 社區家園前景未明

「其實他們現在在過一個很平常的生活，但是社會大眾有很多苛求，他們必須表現得比較好，很用力活著，證明可以在這裡。連開瓦斯煮飯，都會被質疑有沒有可以自己開伙的條件。」玉里榮院社工楊淑齡說，社區家園於二〇一五年開辦之初，她就遠離故鄉到這裡擔任個管工作，猶如看不見的紐帶，連結家園住民們從醫療與職場，從生活到居住的大小疑難雜症。

對楊淑齡而言，這些在封閉醫院空間度過大半輩子，「機構化」已久的「前院民」不只是「個案」，而是一起同行的「伙伴」。

她有時是噓寒問暖的媽媽，每週陪伴一同散步、打籃球、逛夜市，每月召開討論生活事務的家庭會議，或為了維持回鄉探親住民在家中的形象，檢查打包行李裡面的內褲是否有破洞，甚至替住民找到父親的墓，前往上香，填補病中無法盡人子義務的遺憾；有時又像裁判，嚴格執行住在家園裡的規則，在方案發展前期不定時抽查藥盤（中期後藉由自主管理與同儕互助，並引入護理師協助到家園進行衛教諮詢，個管則退為陪伴與提醒角色），並且不得不將症狀不穩的住民，送入急性病房。

更多的時候，她看見住民們展現同儕支持的力量。

某年一位住民罹患阿米巴痢疾，但無一人要其回到醫院隔離，大家一起分工進行飲食、飲水與環境的隔離與消毒，「我們沒辦法要求伙伴硬要把一個阿米巴痢疾的人留在家園，但沒有任何人說，『不好意思，你要回醫院』，大家開始搬消毒水、配合衛生所到家裡衛教，每上一次廁所，都要全面消毒，是我還真的做不到。」楊淑齡表示。

然而，就在家園逐一開展，看似步向成熟的同時，瓶頸也在眼前。即便玉里榮院的康家內，已有許多復健良好，有意願出來到社區居住的病友，然而縣府的補助僅能維持現有規模。在當前臺灣的環境下，強調同儕支持的社區家園猶如可疑的實驗，落在制度化的健保資源與社會福利之外，最多僅是地方政府一年一簽的專案補助。明年、後年會如何？無人知曉。離可持續發展的模式，還有很長的路要走。

「你知道我們可能快斷炊了嗎？現在福利制度裡面強調個人跟家屬責任，加上服務成效很難估量出來，地方政府的補助不可能源源不絕，」楊淑齡說，「只能說，我很開心他們聽到我摩托車聲的時候，不再是鳥獸散躲起來，已經有一雙拖鞋在門後預備；起碼他們現在看到我是會笑的，這就是我的力量來源。但是會不會哪一天，他們對我笑，我也沒有力氣呢？我也沒有把握。」

三　鐵屋裡的吶喊

——龍發堂解散後，難以平復的人權烙印

在這一部的第一章，報導了龍發堂因傳染病疫情遭衛生單位強制解散的過程；但在那一年後，這件事已逐漸被大眾遺忘，因為想要知道親口說著「救救我們」的美玲與漢民，還有其他從這片化外之地出來的堂眾，去了哪裡？我沒有放棄持續追蹤他們的下落，但是結果卻無比殘酷：暫時的安置之後，他們即將面對的是復歸社區後資源斷裂、家屬無力照顧的窘境；而透過一位堂眾訴諸司法訴訟的嘗試，以及高雄市衛生局的大規模訪談，完整證實龍發堂過往種種對於人權侵害的事實，烙印在曾生活其中的堂眾身上的傷痕。

・後續安置出現斷裂

「以前他不高興就拿美工刀劃整排機車坐墊、拿瓦斯要去隔壁鄰居家放火、要把爸爸用水泥填起來……本來住在永和的那個房子就被他燒了，後來才買來這邊住，柱子跟矮牆後來

被我們封起來，怕威脅到鄰居。每個人都說他像一顆不定時炸彈，隨時發作都沒辦法，我們那邊都是一些老弱婦孺，很怕萬一怎麼樣，聽到他要回來，都『剉咧等』，」林媽媽憂心地說，現在家裡經濟主要是靠林爸爸微薄的勞保退休金以及她做清潔工作維持。

多年來這個家幾乎被兒子林晉賢的疾病壓垮，從高中開始發病至今近二十年，父母帶其跑遍全臺醫院，即便送去松德、玉里，不久都被認定狀況穩定而令其出院，返家後狀況再度惡化，無法可想之下，才找到高雄龍發堂最後一條路。

「現在住院算強制，警察來了不用他簽名，法官和社工跟我們講，要不然你們就真的讓他造成家暴或犯案了再叫警察把他抓進去，就不用他簽名，」林媽媽無奈說道，從高雄回來後，只有所在行政區社工用電話關心，除此之外並無法為這個家庭帶來實際幫助。直到四處在臺北遊蕩的林晉賢，經人介紹到西門町的按摩店任職、結識當地幫派份子，並因故被砍，父母向警方與衛生單位申請強制住院，才暫時又將他送進醫院的高牆內。

二〇一八年龍發堂解散後，對於許多原本出於各種因素而將精神疾病患者交由其收容的家庭，猶如青天霹靂。尤其是多數患者在其內生活年餘，長久脫離原生家庭，親屬大多年邁老化，難以應付突然之間由承諾終生到需回歸家庭的照護責任，就像林晉賢的家庭一樣。

「官方都是說一套做一套，後續還是丟給醫院和家屬自行解決，已經有很多被通知要轉到私人機構，也有的被告上法院，」龍發堂家屬自救會代表鄭柔鈺表示，此前她曾連同其他家屬，由立委陳學聖出面要求衛福部以專案負責龍發堂解散後堂眾的安置。

經過高雄市衛生局與中央衛福部的協調，爭取到至少讓這些脫離醫療照護已久的堂眾住院兩到三年，以緩衝及適應離開龍發堂之後的生活，住院期間僅需支付伙食費用。五〇三位堂眾中，目前有超過一半住在其戶籍所在地的公立醫院，然而至今已經有兩位屏東的個案因欠費未繳，家屬被醫療單位提告，法院已判決確定，強制執行支付命令。

經高雄市衛生局統計，雖然近一半的龍發堂家屬符合中低收資格，但仍有許多未曾出面，單是高雄市就有二十八位符合條件、但不願申請補助，凸顯出即便提供相關資源，現實上的連結仍處處斷裂，並轉而對於主導整個事件的高雄市衛生局產生強烈怨懟。

「許多家屬聽到是政府社工打來，馬上掛電話。昨天才接到一位八十幾歲的父親打電話來問我，該怎麼申請補助，六名子女中三人有精神疾病，其中一名就在龍發堂，他找不到可接手處理病患的人。更多的是父母已逝，手足無人想要出面。政府捅了個馬蜂窩，幾百個家庭什麼狀況都有，真的不知道該怎麼辦，」鄭柔鈺強調。

「跟家屬的聯繫過程中，常會被批評『如果高雄市衛生局不要鬧事，就不會製造這麼多問題』。我們體會照顧個案辛苦，但現在都以家屬觀點來看這個事件，堅持信念要送回去，病人觀點不被重視，家屬眼睛閉著不想看病人在裡面受到什麼待遇，已經剝奪病人權利很久了。我們希望家屬和醫院一起，給他一點機會，」高雄市衛生局社區心理衛生中心主任蘇淑芳說。衛福部於二〇一九年初撥款一千五百多萬委由高雄市衛生局辦理「龍發堂個案一案到底培力計畫」（以下簡稱「一案到底」），聘請社工與家屬聯繫、連結資源，計畫即由她督導及執行。

蘇淑芳以量化的評估表對留在高雄凱旋醫院的病患進行前、後測，發現原本剛從龍發堂出來明顯退縮的堂眾，其自我照顧、認知功能、精神症狀等指標，歷經了一年的研究，都達顯著進步。唯一「不進反退」的，是家屬的支持度，這具體反映在「一案到底」至今實際接觸到的家屬只有一百四十八位，只佔五百個個案數的三分之一。兩年的住院緩衝期滿後，這些即將回歸家庭的病患未來何去何從，是即將面臨的隱憂。

・對於家屬「斷尾求生」的同理

高雄市衛生局則用質性研究方法，試圖更深入理解家屬的真實心聲及面臨的處境。社區心理衛生中心技正黃英如歷時一年，訪談了十個家庭，發現不同於一般外界的普遍印象，彷彿送入龍發堂就是遺棄到另一個角落不顧，事實上都經過漫長而辛苦的照顧過程。

「有一位受訪家屬，兩兄都是精神病個案，母親已逝、父親身體不佳，一個人要照顧三人，還有自己的工作與婚姻要顧；曾經送合法安養機構，但由於不是禁錮式管理，個案常常走失，弟弟一接到機構電話，就得放下手邊工作跟公司請假，疲於奔命找人，蠟燭多頭燒。後來聽人家講龍發堂是比較封閉環境，也走不出來，才把哥哥往那邊送，」黃英如提到那位一肩扛起照顧手足的案例，可說是龍發堂家屬的普遍寫照。當家中出現嚴重精神病患，血緣與責任從一開始就是不可分割的一部分，但當一直沒辦法找到適合的資源、或安置單位不符合個案特性，照顧者的心力逐漸耗竭，為顧及整個家庭，才不得已「斷尾求生」。

「由於當初送家人進去皆是對龍發堂有所求，即使明白照顧得不好，可是確實也幫到他們的家庭，可以過一段比較平靜的生活，所以大部分的家屬不想論龍發堂是非，」黃英如說。從她的訪談中，也發現其收費方式琳琅滿目，從來沒有一致標準，有的前後花了四百多萬，也有的遇到某天週年紀念，送進去免錢。

・強制解散後，逐步證實的非人道待遇

深入家屬的心路歷程之外，高雄市衛生局更藉由龍發堂解散後，堂眾被收治在醫療院所

的契機，大規模地面對面訪談他們當年在裡頭的生活情形，逐步還原一直以來外界所批評的非人道管理方式，雖然並不令人意外，但第一次由這麼多人口中證實相同的細節，著實令蘇淑芳震驚。

「那邊有一個 routine（慣例），新人來一定要綁在床上一個月，意思說他們能把病人『壓落底』，剝奪掉所有身為一個人的尊嚴，只要不順從，就會被水管或竹條打腳板，甚至讓你在那邊不穿衣服，讓你沒辦法有羞恥感，」蘇淑芳說，「我怕太偏頗，訪問了所有現在還待在高雄凱旋醫院的七十八位個案，有一部分認知功能障礙無法談；五個否認，很肯定應該以前是班長；其他至少有二十五個斬釘截鐵說是（被綁一個月）。有個病人跟我說一句話，我後來寫下來都很不忍：『約束是那邊的習慣，這邊（醫院）不約束也是這邊的習慣，我們要忍受所有的習慣』。從龍發堂出來的病患為了生存下去，已習得『順從免於恐懼』。」

「我另外還問哪個時段最開心，很多個案非常推崇一大早五點念經的經驗，好像這是他們唯一的安慰，這個行為是由師父認同所以是安全的，只要在那邊乖乖念經，不會被叫去做事也不會被不適當對待，無論到底是不是真的為宗教，久而成為一種對於靈性的期待；第二個時段是吃飯。」

事實上，當公部門仍在與龍發堂角力之時，某次高雄市衛生局進入突擊檢查時，即在堂眾居住的生活大樓內搜到許多鐵鍊，並曾看過一位脫光衣服的堂眾被鍊在鐵床邊，當時以為只是特殊個案，因其智能不足又難以控制而不得已如此，透過後續訪談，才終於證實是一種常態。

早期被美化為功能好的帶壞的、互相照顧的「感情鍊」，實際上卻是最原始、赤裸的權力與控制的施展，在這些無可依憑、最脆弱的群體身上。

「有些個案確實被『圈養』久了，覺得在那裡日子還滿簡單，不用和人家講話，勞動就勞動，一輩子在那裡，那是現在精神醫療最沒辦法做到的承諾，」蘇淑芳解釋，何以在難以想像的非人道待遇中，龍發堂還是獲得許多病人及家屬的認同。

「從依賴產生認同，說是『斯德哥爾摩症候群』也不為過，尤其假如曾經在裡面當過班長，出來後從管理者角色變成病人，幾乎都是不滿意。有那樣位階可以做很多事情，包括可自由外出，有的擔任駕駛能送米出去，在醫院不大可能，有一定的復健流程跟目標，得通過醫師、職能治療師等專業評估。但權力不對等之下，其他普羅大眾受的苦，真的是很苦。」

儘管名義上被強制解散，至今仍有二十三位病患留在龍發堂內（正式統計名單中總共有三十七位，則是將十四位擔任管理職務的出家師父也計入病患之列），大多是在二〇一八年二月二十六日清空生活大樓後，由龍發堂的律師提審出院回去的堂眾，衛生局屢次欲前往稽查都不得其門而入。各種檯面上（監察院提案糾正）與檯面下（地方民代施壓）的力量，都對高雄市衛生局處處掣肘；原訂二〇一八年八月三十日下令要拆除不符法規的生活大樓，計畫也胎死腹中。華麗俗豔的主殿與六層樓的生活大樓依然矗立，甚至已悄悄開始進行變更用地的程序，由農地準備轉成合法寺廟用地。

・十二頁A4紙上的控訴

「不得不說，有幾位龍發堂個案症狀偏向情感性精神病[1]，又沒監督機制可把他關住。」蘇淑芳提到的，令家屬、社區、醫院都幾乎束手無策者，林晉賢即是其中之一。

「以前住在凱旋醫院的時候每天打電話來，要我們去訪問他，說有很多秘辛，講得五花八門，除了不人道還有性的問題，我們聽了都很傻眼，可能躁症發作的時候邊緣人格[2]就會強化，」蘇淑芳對林晉賢記憶猶新，「他是那麼high的個案，鐵定被鍊很多次，在龍發堂內有很多負面經驗。但我們不是做蒐證工作，檢調若認為可信，他們才有公權力主動去查。那些素材僅能記錄在病歷裡，看是不是『症狀』。」

二〇一九年五月初，最多三個月的住院時限即將期滿之際，按耐不住想要出院急迫心情的林晉賢，在臺北的三總北投分院急性病房裡，片片斷斷地對記者講述著其在龍發堂內的主觀經驗，與二〇一八年初我進到裡面所看見與聽聞的全然相反。他陳述，龍發堂被強制解散前夕的堂眾證言，皆是被扭曲及掩蓋，由管理階層塑造出彼此照顧扶持、猶如某種精神病患「失樂園」的敘事。

「他們不是不想出去，是龍發堂的高層施壓，逼得要說出違背心裡面的話，」林晉賢提到，「每個人都非常想要出來，我們過得不是人的生活，如果不順從就處罰，拳打腳踢、鐵鏈鍊四肢、拿長條打腳底板，殘忍的程度實在是⋯⋯。」提到親身所遭受的待遇，原本平板的表情霎那間涕泗縱橫。

「有人要來參觀前一天，趕快打掃一乾二淨，叫你乖乖坐在床上不能講話，平常很髒亂，不是屎就是尿，那些沒有意識的尿在地上、大在地上，或直接拉在褲子上，全部是我們這些『班長』在弄，清得很辛苦，若是叫我鍊人我也得鍊。」林晉賢解釋長期以來龍發堂所

1 與情感的感受、表達、思考及生理相關症狀為主要病態行為的精神病，粗略可分為憂鬱及躁鬱兩大類。

2 依據最新版《精神疾病診斷與統計》DSM-5的定義，「人格障礙症」是內在經驗和行為顯著偏離個人所處文化的期待，持續地造成苦惱或功能減損，主要分為三群共十種特異的人格障礙，其中邊緣型人格障礙症是人際關係、自體形象與情感的不穩定，以及顯著衝動的廣泛模式。

操弄表象下不堪的一面。

他曾經於二〇一七年兩度逃亡，一次成功、一次失敗，成功的那次被父親叫私人救護車送回，失敗的那次被管理人員拳打腳踢並以小拇指般粗的鏈子綁在鐵床上三個月，只有洗澡時鬆開。後來當衛生局來查核時，由於表達能力相對清晰，林晉賢被集中軟禁，準備好要傳的求救紙條，也被擋開。

後來被遷出移到高雄凱旋醫院期間，他開始用紙筆寫下其在龍發堂近六年來所目睹的一切及親身遭遇。十一頁的Ａ４紙上，密密麻麻寫滿能清楚辨識的字句，清晰的表達與邏輯中，建構出一個由上到下、一層層剝削與控制近五百名堂眾的地下社會。

位在最上層的出家師父打著慈善名義，不僅向家屬收取上百萬元不等的「功德金」，更將民眾捐贈的大量物資佔為己有，買房置產，享盡榮華富貴；師父則從堂眾中挑選病情較輕微、身強體壯者為「班長」，大班長下還有小班長，以軍事化的方式管理，言語恫嚇是家常便飯，若不服命令動輒拳打腳踢或四肢鍊鐵床。由上層師父撐腰的班長，能夠有抽菸、自由外出等各項福利，形成一個共享利益、聽命行事的嚴密管理階層。

大部分堂眾則如同俎上肉，只能在這個恐怖統治的權力結構中被任意宰割，無法對外聯絡，不能打電話、寫信，電視是擺設，報紙、書、收音機通通禁止，連聊天也禁止。生活條件極為匱乏，全體只能共用一支刮鬍刀與牙刷，每天被交辦各種勞動，多年來對外宣傳的招牌大樂隊、宋江陣、電音三太子，都是用罰跪等手段強逼練習而來。人命如草芥，有不堪被欺負在二樓陽台上吊的，也有僅因吃油豆腐噎到，卻因無人有急救能力，直接倒地身亡的。

除了自身被控制與虐待的細節，林晉賢對細節指證歷歷，一定程度還原這個非法機構具體的運作過程：包括管理階層的權力結構、堂方與地方政治人物的共生關係、現任住持心賢與對岸中國的密切交流、從固定合作的醫院取得藥物任意發給堂眾服用、定期用大卡車把善心人士捐助的白米載走轉賣等……。

「聽被關過監獄的堂眾形容，龍發堂比監獄還難待，我感覺是像書上、紀錄片中二戰的集中營般，戰俘有《日內瓦公約》保護，在龍發堂內受虐的精障誰來保護？」林晉賢在其中一張A4紙上寫到。

．精神病患自行訴諸司法的嘗試，無疾而終

他同時透過書面向法律扶助基金會申請法律扶助，經過法扶高雄分會審查過後成案，由律師陳俊嘉接下此案。陳俊嘉親赴凱旋醫院與林晉賢面談過四次，在完整瞭解案情之後，協

助向地檢署送出訴狀。

「每次談的時候他都能清楚表達訴求，講話內容跟正常人描述事情是差不多的，敘述自己遭到不公平待遇、被侵害的情形時，當然會有情緒上的波動，跟一般人都一樣，不至於到歇斯底里。主治醫師也說若他的精神狀態好的時候，表達跟正常人沒兩樣。我問到一些人事時地物，都能滿清楚回答。」陳俊嘉如此形容二〇一八年在醫院與林晉賢的會面過程。

在律師來之前，林晉賢已準備好那份十一頁的「自訴狀」，並具體對所有管理人員提出包括妨礙自由、侵佔、恐嚇、公然侮辱、業務過失、教唆傷害等告訴，「包括法律名詞的部分，全是他自行研究或憑第一手印象寫下來的內容，事前我沒有給他任何幫助或意見，第一次會面他就把那份資料拿給我。從來沒有遇過精神病患為自己權益積極尋求司法訴訟的案例，以律師的立場，我認為他的主張或許不是說完全沒有理由，」陳俊嘉坦言。

然而，等林晉賢回到臺北後，陳俊嘉就難以聯繫到他，甚至已經約好時間在臺南高鐵站碰面，一同到警局做筆錄，但當天完全不見人影。由於屢次聯絡不到當事人，法扶只得終止扶助。

「礙於偵查不公開，檢方的偵辦情形如何不得而知。但目前看起來有一個困難的地方是，龍發堂已經成立很久一段時間，要調查相關物證恐怕不是那麼容易；唯一剩下就是人證，但其他家屬未必希望他們的親人涉及司法訴訟，檢察官不太可能僅憑單一說法就起訴。之後要如何去評價這一份證詞，牽涉到證人的精神狀況與法官、檢察官的自由心證，我也沒有辦法確定，」陳俊嘉說。

「我想要成家立業。我在龍發堂五、六年都沒吃藥，當班長幫忙做事、管理，基本上我覺得我已經康復了。這份訴狀我要給橋頭地檢署，法扶派給我律師，高雄湖內分局他們一直在等我去做筆錄，可是我沒錢搭車去不了，去分局後或許就會有進展。只要聯絡到以前的夥伴，他們願意出來作證，就可證實。出院後我會盡快下高雄，他們所有工作人員我每個都告！」林晉賢這麼對我強調著。然而他在病房裡念茲在茲的心願，恐怕永遠無法實現了，年邁的父母已向法院申請「監護宣告」[3]，一旦通過，他在法律上即成為無行為能力人，不用經過本人同意，便可讓其長期隔離、安置於機構，再也不會造成家庭、鄰居、社會的威脅。

從原始的禁錮到現代的醫療，離開龍發堂的林晉賢或許有較乾淨的床鋪可睡、較友善對待的護理人員看顧生活起居，但不變的是，鐵屋裡傳不出的吶喊。

3 對於精神障礙或其他心智缺陷，致不能為意思表示或受意思表示，或不能辨識其意思表示效果者，法院得依聲請人之聲請，為監護之宣告。此時該受監護宣告之人成為無行為能力人，法院除了同時選出一位監護人來擔任他（她）的法定代理人外，也會再選一位適當的人跟監護人一起開具受監護宣告人的財產明細清冊。

位在臺南與高雄交界的寺廟「龍發堂」，收容了約五百名精神病患，半個世紀始終在體制外，這段期間，就是一連串堂方、家屬／官方、精神醫療形同水火的對抗拉鋸，而宗教療法是患者最後救贖還是偏門左道，長期爭執不下又無可解決。

二〇一七年寺內爆發嚴重的阿米巴痢疾合併肺結核群聚感染，高雄市政府宣布將令其解散。

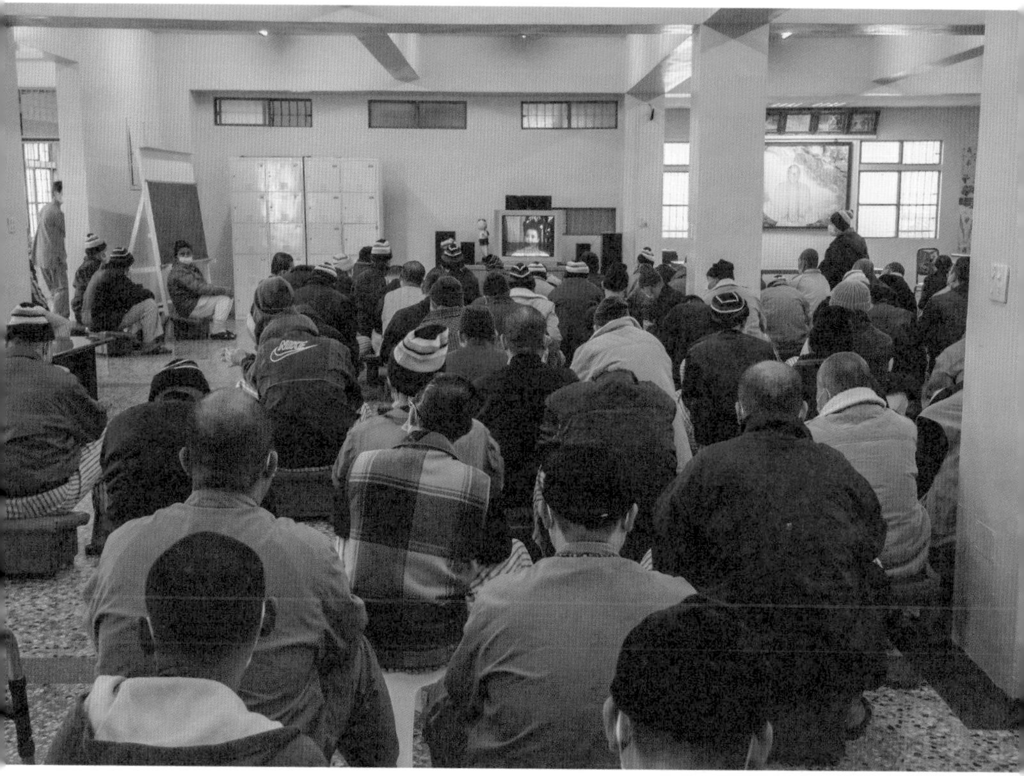

·龍發堂作為一所長久自外於政府法規與體制的機構，除了二十多名出家人，完全沒有專業的醫護人員照顧，上百名住民依賴團體內部的自我管理維繫平日生活，由功能較好者擔任「班長」，帶領與指揮其他人。（攝影：曾原信）

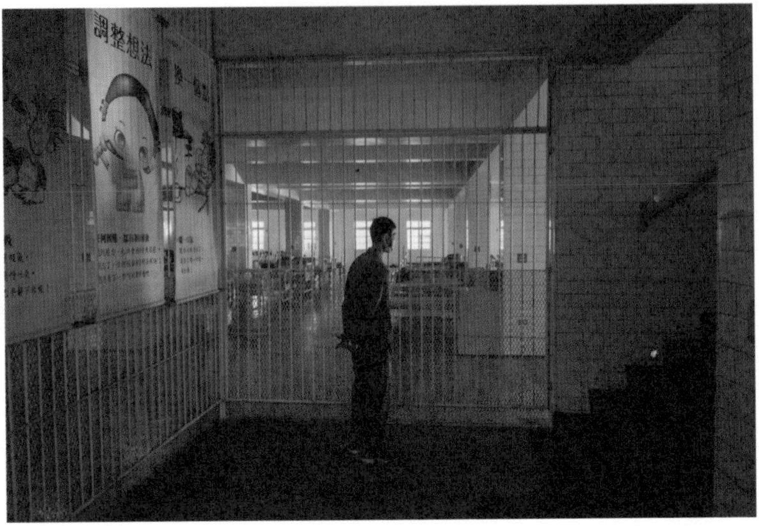

（攝影：曾原信）

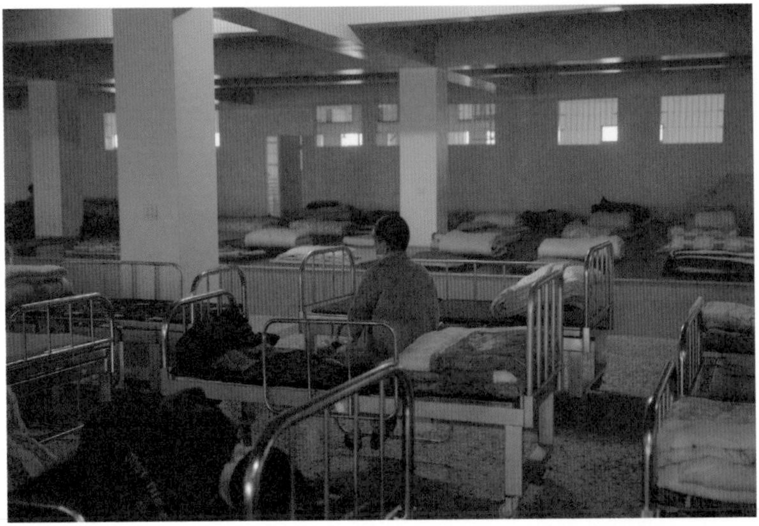

（攝影：吳逸驊）

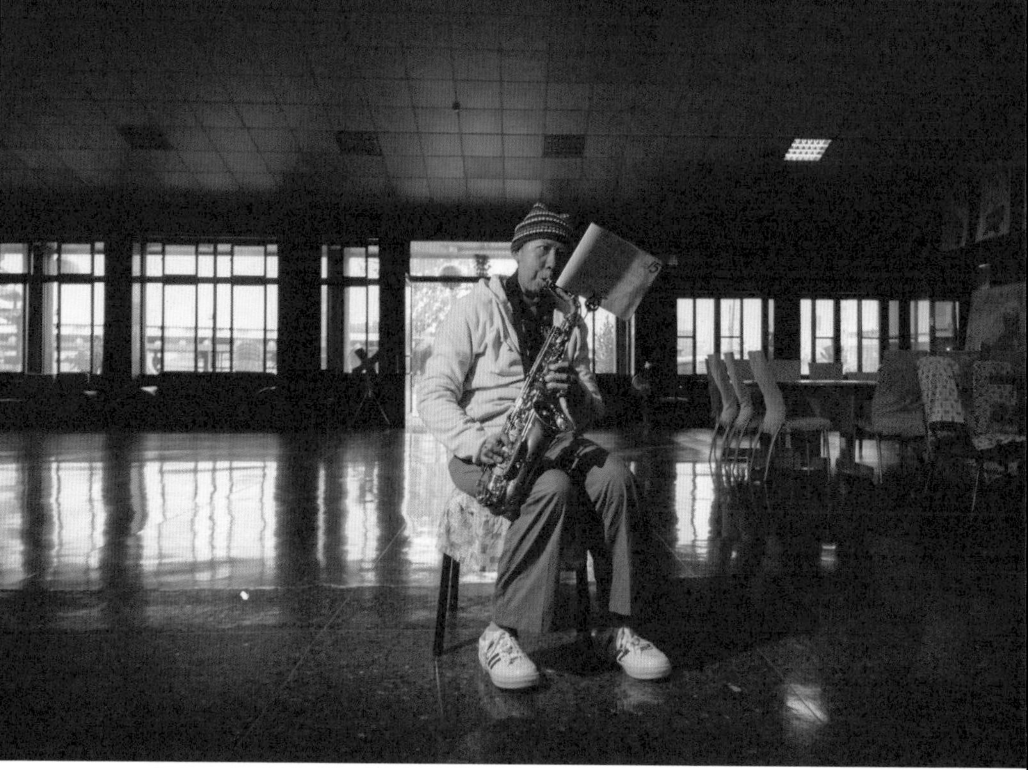

（攝影：曾原信）

「美玲用薩克斯風吹著《驪歌》。龍發堂在外人眼中是黑暗角落，卻是接納她失序人生的庇護所。

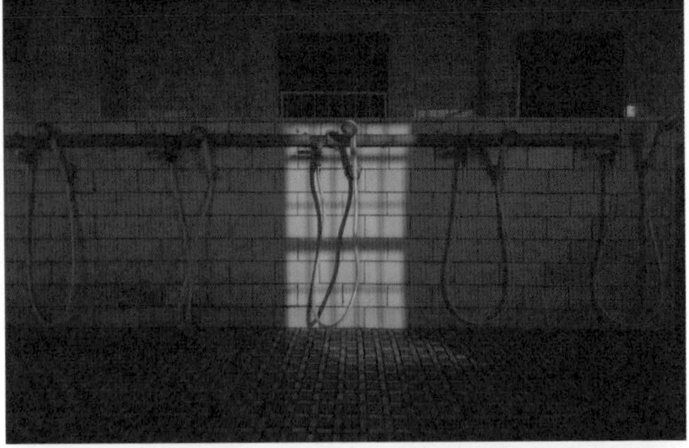

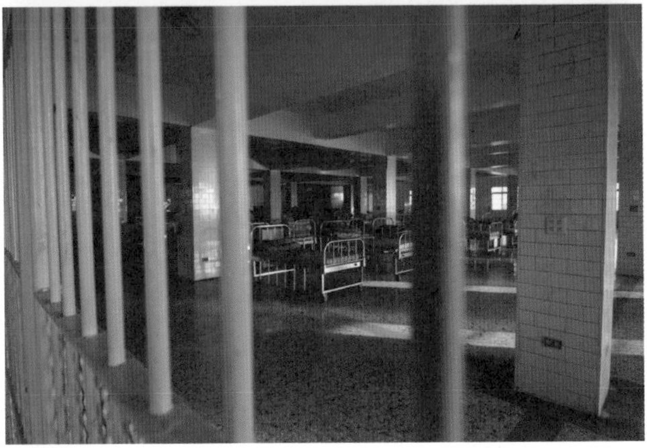

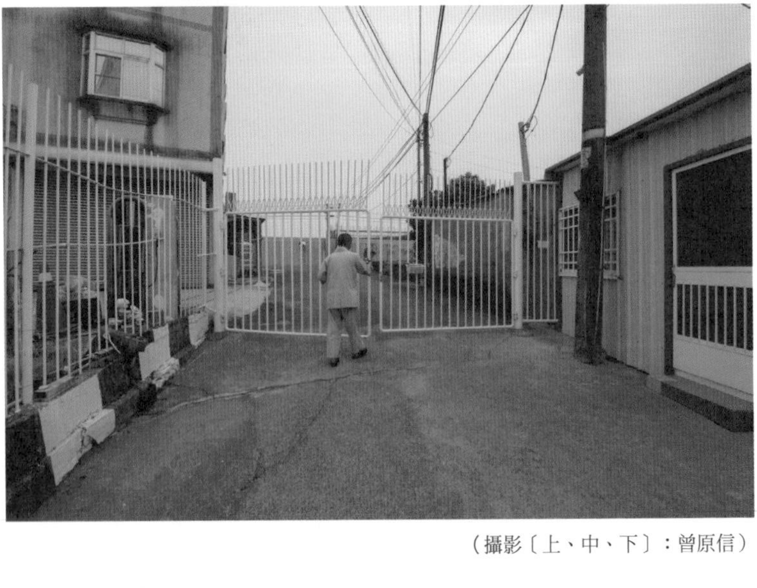

（攝影〔上、中、下〕：曾原信）

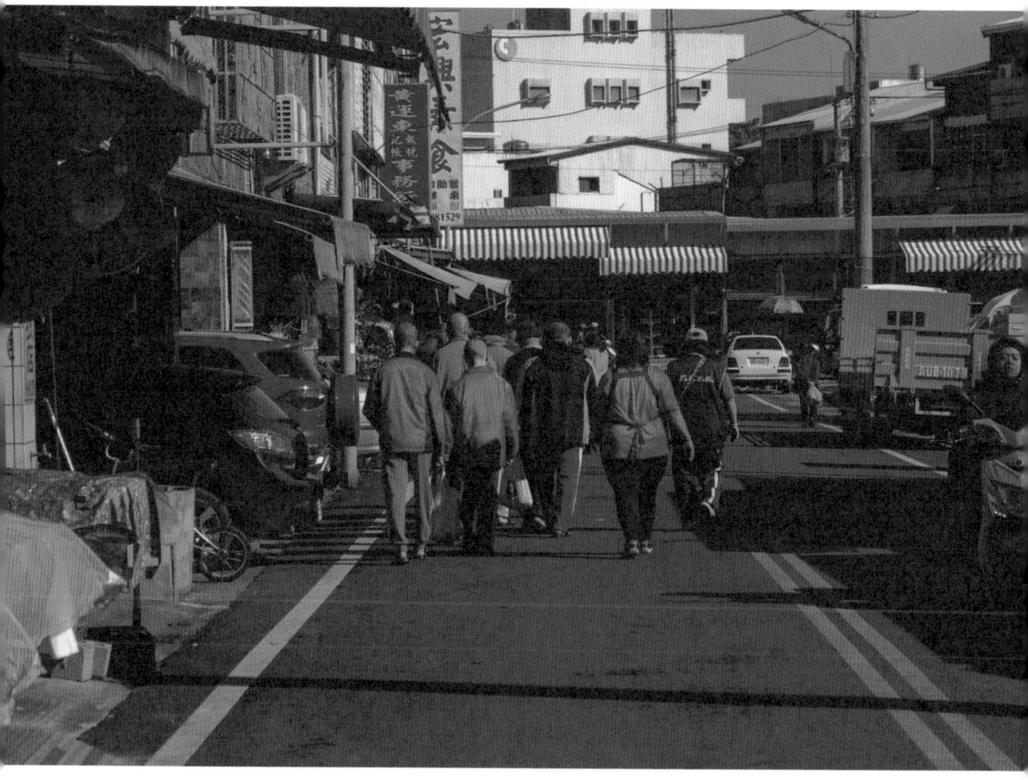

・花蓮縣玉里鎮有一所全臺最大規模的精神病院，一甲子以來收容了許多被家人放棄治療的病患，曾被外界譏為「公辦龍發堂」，但特殊的時代背景與社會條件下，與小鎮慢慢發展出獨特的共生關係。近年來，甚至有部分病患在鎮上如常居住、工作、生活，融入在地。（攝影：曾原信）

從禁閉式的全控機構，到自主地於小鎮生活，社區家園並不是一夕之間憑空出現的居住實驗，而是玉里榮院與在地社區長久而持續的共存下，一步步互動、磨合、累積出來的條件。

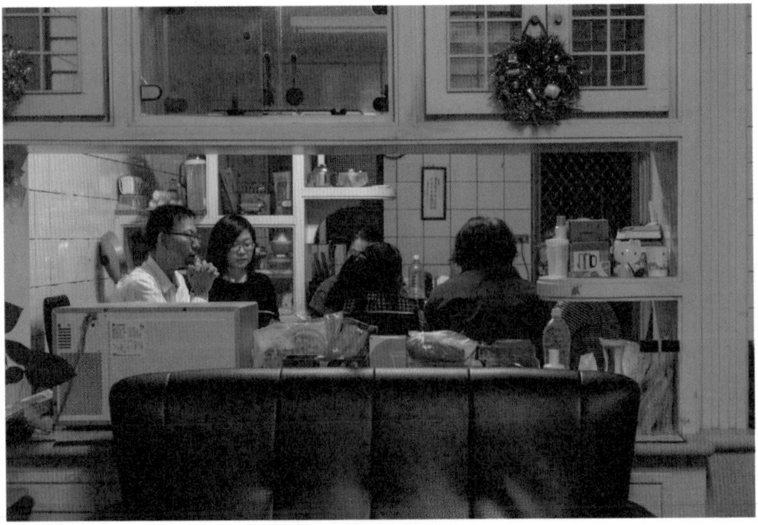

·花蓮玉里社區家園的例行家庭會議。（攝影：曾原信）

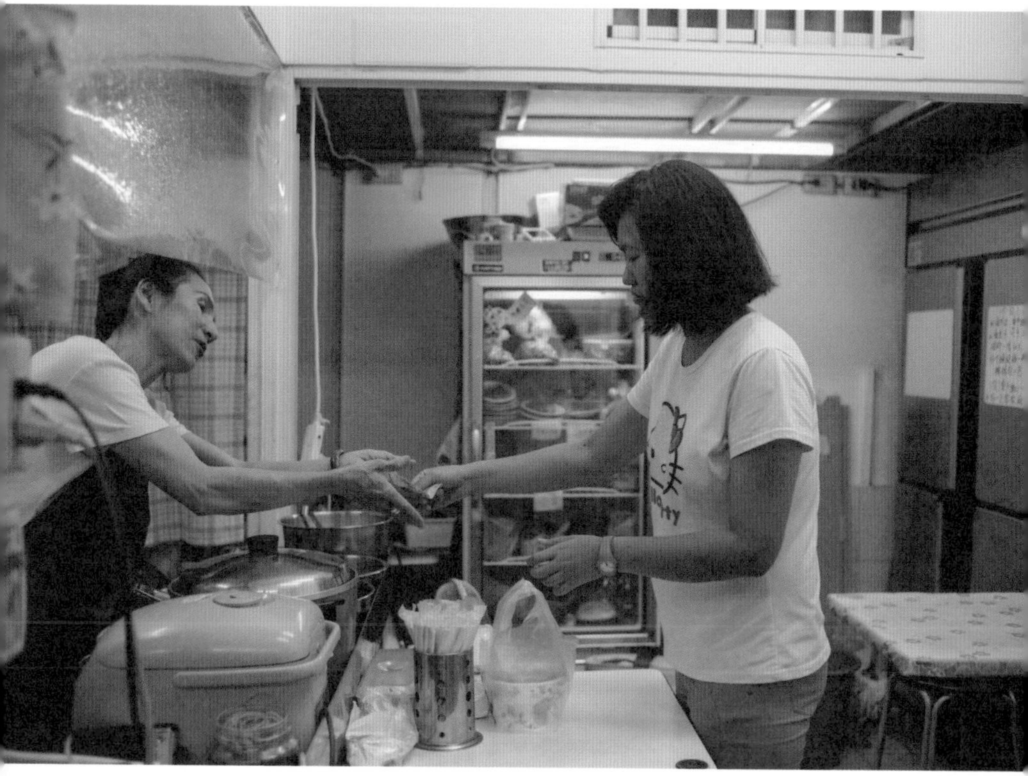

・在臺北市的金南社區家園，住民也與周邊建立起共生關係。（攝影：曾原信）

成為一個新人

（攝影：曾原信）

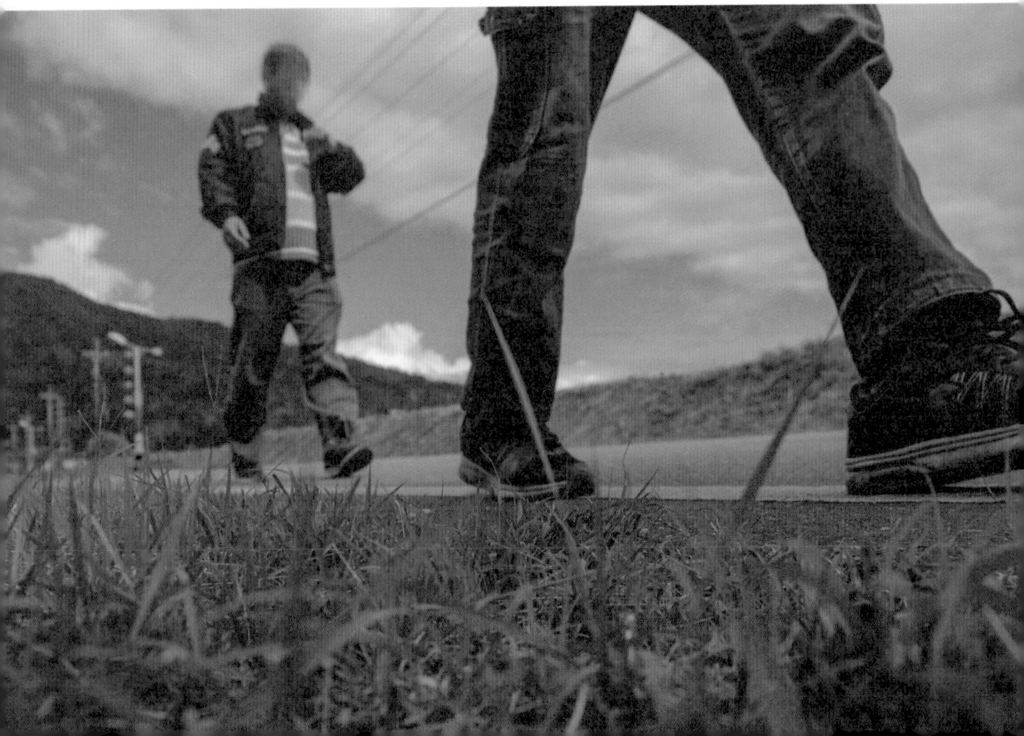

後記

沒有意料過往的單篇報導，終究從網路跨越實體空間集結成書了。內心的惶恐遠多過欣喜，不只因為我並沒有專業背景或實務經驗，不敢篤定能夠掌握完整的全貌，另外一方面，短短三年的時間，直接記錄、撰寫過，牽動廣大議論與騷動的人事物，有的過世，有的被清空、修復之門被關上，都已人事已非，對我而言恍若隔世。

最初像是一趟沒有特定目的的旅程，我嘗試穿越新聞事件的表象，逐漸由點連成線，再由線結成網，發現與聆聽被壓抑的聲音，使其不只是向主流反撲的暗影或與眾人無關的邊緣事物，而能從個體與社會的層次，重新尋找、描繪精神疾病這個長期被視作他者的狀態，如何在當代社會被觀看、定義與互動的方式。

很多時候身為第一個走進現場，直面精神受苦者的採訪者，在那些卸下心防、不帶任何標籤與價值判斷的片刻，種種難以被理解的經驗中，有時感到自己已經不僅只是一個旁觀者，我的某個部分也走進他人的生命，有著記錄下這些聲音的義務。

我其實應該不算是個及格的記者：個性內向不善言辭，對政經情勢或流行文化十分冷感，甚少跟著當下全國關注的新聞熱潮追蹤調查，看見不公不義的事物也沒有一定要伸張正義、為弱勢發聲的熱血……這樣看來，實在是有點選錯行業。

會有如今這些採訪報導中的問題意識與觀看角度，或許要回到十多年前，人生的第一場大旅行。

還沒滿三十歲的時候，我曾經帶著一台單車橫跨歐亞大陸，是那個年代「流浪」熱潮中的一份子，最初的動機只是為了逃離沉悶煩瑣難以改變的現實生活，找一個可以說服別人與自己的理由。回到臺灣後花了一段時間透過文字的再現，試圖捕捉下在路上的一切——沒有美食景點，無關挑戰自我或征服艱險。

跨越國境的過程中，彷彿經歷了一場儀式，自我與世界的邊界逐漸消融，我試圖成為一個載體，透過身體讓途經的陌生世界流淌出去，映照或折射出某種真實——既是現實也是心靈意義上的。

十多年後，有了各種生活羈絆已不再遠行，也不常想起來當年路上的種種，但在大部份力有未逮與折衷妥協的工作中，還是會遇到一些時刻，讓我全副身心的沉浸其中，在他人的聲音中聽見自己的回響。就像當年踽踽獨行的旅途，孤獨的自我消融在一片陌生的風景中，他者不再陌生，而與我的身體及記憶共鳴。

‧今日的他者，可能是自己

二〇一六年中炎熱的夏天午後，熾烈陽光底下睜不開眼的白花花街道，走過王景玉幾個月前犯下震驚社會案件的小學圍牆，對面即是他與父母居住多年由眷村改建的老公寓，我踏進小燈泡媽媽的家，或許可說是這系列報導的起點。

出於單純的好奇，想理解是什麼樣的力量，讓這位母親在遭逢如此悲劇後，仍能保持清明的思緒，儘管受到許多鄉民的嘲諷漫罵也不改其志，另外也是工作上本能的競爭意識，讓我在輾轉獲得聯絡方式後，持續月餘來回溝通等待，把握這個少有的獨家專訪機會。

那天下午的訪談裡，她從來不曾提及兇手的精神疾病——而這恰恰是當時大眾急於賦予這難以想像慘事的解釋，甚至直到目前仍是已持續三年仍未完結的法院審理過程中的焦點。

小燈泡媽媽對於手刃愛女，令全國人民憤怒、驚恐不已的兇手，竟希望當作一個「人」來看待，乃至意欲理解其成長背景，某種程度上喚起我注視「他者」的契機。

這位母親的反應，並不是傳統中的堅強、勇敢、寬恕等等形容可以解釋的，而飽含著一種更深邃的「開放性」。那是踏入異世界的人類學家，普遍需具備對於文化相對性的基本意識，但在由既定法律、道德、教育、經濟等架構出來的社會中，難以成為主流價值觀，或許在多年以前的跨國旅行中，這種不帶既定價值判斷觀看世界的方式，已潛藏在我的內心深處。

這種開放性不僅涵納了相異於自身的經驗，更迫使我們思考一個簡單卻艱難的問題：今日的他者，可能就是我，只是一些交錯的時空，走向相異的道路。

隨意列舉幾個近年隨機殺人兇手的人格特質：社交障礙，求學過程不甚順遂，時常懷疑別人對自己不利，沉浸在遙遠時空的幻想裡……，赫然發現也是如今已近中年的我，存在身上難以改變、偶爾困擾、試圖遺忘的習慣模式。就如同各類精神疾病的診斷，從過去被汙名掩蓋到如今愈來愈常成為當代人指認、挪用來形容自身狀態的語彙。

我知道我們的距離並不遙遠。

再也沒有年輕時候的條件與餘裕放逐自己到遙遠異域，我轉而面向島嶼內在被標定為異常的陌生心靈。

・從匱乏的日常中尋找主體的聲音

隨之而來有一種強烈的疑惑在心中浮現，當主流社會將關注焦點放在精神失序者犯下的重大案件，為其精神狀況與罪責辨證爭論時，更多沒有這麼極端卻被烙印上精神疾病標籤者，是什麼樣貌、怎麼過著他們的人生？

稍加研究一下，就發現關於這方面的經驗，在一般的書籍影視及大眾媒體中的再現與想像，單一得令人訝異。因為找不到更貼切的說法，在此引用過去受訪者中國導演馬莉的一段話：

「對於精神疾病的看法，長久以來不是過度『神話』否則就是『汙名化』，這是非常沉重的兩扇門，使得人們要不是對前者感興趣，要不就是抱著後者的印象，讓病人也無法跟外面交流。迅速地被這兩極分開之後，也沒有真正試圖去看他們到底是誰，常會被他們的幻聽、幻視之下，使人覺得更好玩的一些東西所吸引，沒有想過這帶給病人的痛苦。」

二〇一七年底，我透過網路視訊訪問住在北京的她，談長達五個小時關於中國東北某精神病院的紀錄片《囚》，該片在當年獲得金馬獎最佳紀錄片。

偶爾在媒體中看到相關的討論篇幅，總是猶如精神醫療的傳聲筒，彷彿站在制高處的權威觀點，教人辨識症狀、早期發現早期治療等各種衛教資訊，加上訴諸道德的去汙名化呼籲，這個病症以及患有此疾之人快速被篩檢分類，擺放在日常經驗之外。

在大眾媒體再現的瘋狂表象與醫療敘事中的復原許諾之間，有什麼重要的事物被遺落了——什麼是精神疾病經驗的「日常」？或許因為太個人私密、主觀成分居多代表性不足，又或是患者的話語不能盡信……疾病的標籤下，人的面貌似乎顯得不太重要。

空缺與匱乏像是某種線索，接續指引我踏上這個陌生的路徑。

因為一篇偶然在網路上看到的文章，經過一個多月的聯繫與等待，二〇一六年十月月初我跟林奕含在一間咖啡館碰面，眼前這位女孩，侃侃而談十年的病史、所背負的標籤以及羞恥、自殺衝動與無來由的生之慾，以及對於醫護人員的孺慕之情——她是最「理想」的病人，總是乖乖遵照醫囑，每週的診間時光幾乎像是難以忍受痛苦中的救贖。

在各種專業的論述之外，我首次完整看到、聽見，作為一位（當時）平凡的精神病患，在這個社會中，是何種感覺、經歷了什麼，以及對自我經驗的高度反思，而非只能是被動接受幫助的「病人」。那時候我不會知道，半年之後，她幾乎成為我們這個時代的傳奇，並付上生命的代價。

・遇上歷史的歧途

在許多渴望訴說，無人聆聽的經驗，彷彿觸發了我長久以來總是在人群中感到格格不入的壓抑感，如今回想，並不是我選擇了某個議題，而是那個田野選擇了我，並開啟了一個新世界。

在那個看似邊緣的世界中，匯聚了之前想像不到如此多的力量於其中：專業醫療、福利政策、家庭關係、人權意識、文化慣習，構成強大的張力，彼此對抗拉鋸中，歷史的聲音在這些敘事中卻總是缺席，關於身體、疾病與醫療的歷史，如何走到如今這般田地的歷史，現象彷彿就是真理。然而，如果這一切並不是如此理所當然呢？

在現場的採訪之外，意識到有必要補足背後龐雜的知識脈絡，像是半路出家的自學者，我經常埋首於國家圖書館調閱相關論文研究，並拜這幾年關於精神醫療與人類學的中譯書籍陸續出版之賜，漸漸在渾沌的現實中，土法煉鋼地兀自架起一座橋梁，從旁連接起這些遺落的歷史經驗。第三章就是試圖從曾經真實存在的本土模式，回應長久以來被「現代」想像隱蔽的在地獨特軌跡。

從「自修」的過程中，慢慢得出一個暫時性的結論，臺灣作為精神醫療的「後進國」，從一片荒蕪到快速發展建置為亞太區排名第三（經濟學人智庫〔Economist Intelligence Unit〕二〇一六年所公布的亞太區《精神健康融入指數》排行），我們追趕的一直是醫療上的「不足」，西方國家「過盛」後的反思因而從未能在這片土壤生長。

從美國社會學家高夫曼掀起對於精神病院的批判大旗，到英國精神病學家連恩（R.D. Liang）解構精神分裂是一種存在經驗，乃至義大利左派精神科醫師巴薩格利亞（Franco Basaglia）將「解放」的精神推至政治上的極限，透過立法關閉全國的精神病院……歐美上世紀六〇年代隨著反文化浪潮的「反精神醫學運動」正風起雲湧時，臺灣仍在白色恐怖的噤聲狀態，在凡常人的生活都遭到監控壓抑的狀態下，人們沒有餘裕思考瘋狂。時間上的落差，使我們對於精神疾病乃至於心理健康的「現代性」直線想像，幾乎是不可避免的。

當被大眾遺忘已久的龍發堂因為傳染病疫情在二〇一八年初引發爭議時，在主流社會與專業體制的訕笑與厭棄中，我在它即將潰散之際，彷彿看半世紀以來從本土自發展現對精神醫療的回應與對抗，從看似理所當然的線性發展裡打開一道裂隙。

然而在時隔一年半的後續採訪過程中，才發現初次的受訪者證言，有可能是被掩蓋、操弄後的敘事，劇烈地顛覆當時對於田野的詮釋方向，並強烈衝擊自己的價值信念，迫使我反省到，憑藉著粗淺的採訪經驗以及接觸一些西方精神醫療史皮毛，就急於逾越專業體制的界線，到頭來反成為某種一廂情願。以為將其視為與我等同的「人」，即能避免消費他者的苦難，到底為這一群最脆弱、無可依憑的群體帶來什麼？

從歷史的歧途中回返，更多的疑問懸置在猶未完結的路程。

這些無意間開啟的相關題材與後續報導，與其說是為了要挖掘出具體的問題與提出倡議，毋寧是一次次觀看、聆聽與理解外在世界的軌跡，剛好透過精神疾病這條渠道，讓自我與他者、個人與社會、現場與歷史彼此交會。

能勉強的行於其上，不至於半途覆滅，並不可能憑己之力，近四年來由《報導者》全體同仁撐出的一方自主工作空間，以及家人在生活空間中的極大包容，才使得這些走在日常生活經驗邊界之外的嘗試，成為可能。是為記。

二〇一九．十．廿一

Belong 02

成為一個新人：我們與精神疾病的距離

作者——張子午
攝影——曾原信、吳逸驊、余志偉
監製——楊惠君
執行長——陳蕙慧
總編輯——張惠菁
責任編輯——盛浩偉
行銷總監——陳雅雯
行銷企劃——尹子麟、余一霞、張宜倩
封面攝影——曾原信
封面設計——黃梵真－湯湯水水設計工作所
排版——宸遠彩藝

社長——郭重興
發行人——曾大福
出版——衛城出版／遠足文化事業股份有限公司
發行——遠足文化事業股份有限公司
地址——二三一四一　新北市新店區民權路一〇八－二號九樓
電話——〇二－二二一八一四一七
傳真——〇二－二二一八〇七二七
客服專線——〇八〇〇－二二一〇二九
法律顧問——華洋法律事務所　蘇文生律師
印刷——呈靖彩藝有限公司
初版一刷——二〇一九年十二月
初版六刷——二〇二三年五月
定價——三八〇元

國家圖書館出版品預行編目資料

成為一個新人：我們與精神疾病的距離／張子午著.
-- 初版. -- 新北市：衛城出版：遠足文化發行, 2019.12
面；　公分
ISBN　978-986-96817-1-1（平裝）

1.精神疾病　2.報導文學

415.98　　108018673

有著作權　翻印必究
（缺頁或破損的書，請寄回更換）
特別聲明：有關本書中的言論內容，不代表本公司／出版集團之立場與意見，文責由作者自行承擔。

ACRO POLIS 衛城
EMAIL　acropolismde@gmail.com
FACEBOOK　www.facebook.com/acrolispublish

● 親愛的讀者你好，非常感謝你購買衛城出版品。
我們非常需要你的意見，請於回函中告訴我們你對此書的意見，
我們會針對你的意見加強改進。

若不方便郵寄回函，歡迎傳真回函給我們。傳真電話 —— 02-2218-0727

或上網搜尋「衛城出版FACEBOOK」
http://www.facebook.com/acropolispublish

● 讀者資料

你的性別是 □ 男性 □ 女性 □ 其他

你的職業是 ____________________ 你的最高學歷是 ____________________

年齡 □ 20 歲以下 □ 21-30 歲 □ 31-40 歲 □ 41-50 歲 □ 51-60 歲 □ 61 歲以上

若你願意留下 e-mail，我們將優先寄送____________________衛城出版相關活動訊息與優惠活動

● 購書資料

● 請問你是從哪裡得知本書出版訊息？（可複選）
□ 實體書店 □ 網路書店 □ 報紙 □ 電視 □ 網路 □ 廣播 □ 雜誌 □ 朋友介紹
□ 參加講座活動 □ 其他 __________

● 是在哪裡購買的呢？（單選）
□ 實體連鎖書店 □ 網路書店 □ 獨立書店 □ 傳統書店 □ 團購 □ 其他 __________

● 讓你燃起購買慾的主要原因是？（可複選）
□ 對此類主題感興趣
□ 參加講座後，覺得好像不賴
□ 覺得書籍設計好美，看起來好有質感！
□ 價格優惠吸引我
□ 議題好熱，好像很多人都在看，我也想知道裡面在寫什麼
□ 其實我沒有買書啦！這是送（借）的
□ 其他 __________

● 如果你覺得這本書還不錯，那它的優點是？（可複選）
□ 內容主題具參考價值 □ 文筆流暢 □ 書籍整體設計優美 □ 價格實在 □ 其他 __________

● 如果你覺得這本書讓你好失望，請務必告訴我們它的缺點（可複選）
□ 內容與想像中不符 □ 文筆不流暢 □ 印刷品質差 □ 版面設計影響閱讀 □ 價格偏高 □ 其他 ________

● 大都經由哪些管道得到書籍出版訊息？（可複選）
□ 實體書店 □ 網路書店 □ 報紙 □ 電視 □ 網路 □ 廣播 □ 親友介紹 □ 圖書館 □ 其他 ______

● 習慣購書的地方是？（可複選）
□ 實體連鎖書店 □ 網路書店 □ 獨立書店 □ 傳統書店 □ 學校團購 □ 其他 __________

● 如果你發現書中錯字或是內文有任何需要改進之處，請不吝給我們指教，我們將於再版時更正錯誤

請沿虛線剪下

廣 告 回 信
臺灣北區郵政管理局登記證
第 1 4 4 3 7 號

請直接投郵•郵資由本公司支付

23141
新北市新店區民權路108-2號9樓

衛城出版 收

● 請沿虛線對折裝訂後寄回，謝謝！

ACRO POLIS 衛城出版

Belong

02
共同體進行式

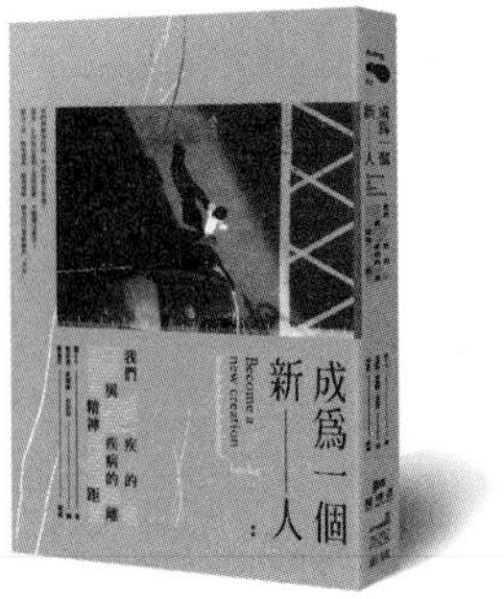